U0028227

問道老子

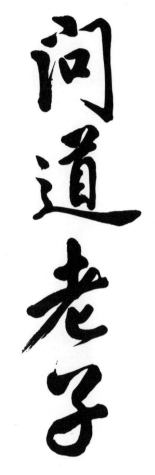

古傳中醫傳人胡塗醫
從養生修道到投資，
解譯老子給當代人的生存指南

Dr. Kevin Hu
胡塗醫
———
著

The Celestial Secrets
of Laozi

suncolor
三采文化

讓大道觸手可及的智慧

　　《道德經》，又稱《老子》，隱藏著古代中國人的智慧精華。中華文化的深厚根基，在老子的《道德經》中幾乎隨處可見。由於語言文字之演變，老子所在的先秦時期，其文字原為通俗者，在今天的我們看來，難免有晦澀難解之處。以故，讀先秦經典者，尤其在五四運動之後受白話文教育者，往往苦其文義之難通。胡塗醫先生的這本《問道老子》，把《老子》注解得讓人耳目一新。

　　老子的哲學思想，兩千多年來在中國封建社會是成為唯一可以與孔子的儒家學派相提並論的最大思想流派。老子哲學思想中的反剝削和平均主義，比如他所提倡的「損有餘而補不足」，哪怕放在今天也是很有現實意義的。有些國家對富豪徵稅，這不正是老子的思想嗎？

　　我本人早年讀《道德經》，深深感動於老子有領導而不干涉，有統治而不壓迫的樸實思想！老子所言「我無為而民自化，我無事而民自富」，這是多麼先進的領導智慧啊！領導者與民眾的關係如天道與萬物的關係一樣，不需要過多干涉，而一切盡在恢恢天網的

把控之中，這是多麼的美妙！

老子所提倡的「無為而治」、「生而不有，為而不恃，長而不宰」，不正是中國人千古以來的廣大胸懷和格局嗎？今天西方充斥著對中國和平崛起的不信任甚至恐懼，若他們都懂點兒中國文化就該知道，早在先秦的時代起，中國人就懂得「以正治國，以奇用兵，以無事取天下」！天下本無事，我們何必庸人自擾之呢。

胡塗醫先生這本《問道老子》，側重於從道家和醫家對於大道的理解來進行注解。他用很通俗易懂的文字把「道」這麼一個抽象的概念講解得讓人覺得簡直「觸手可及」，這是十分了不起的。他問我這個所謂的「中國通」要一篇序言，我十分樂意推介給廣大讀者，因此匆匆忙忙寫就這麼幾句話，權當序言。

陸克文

曾任 2007、2013 年澳洲總理

見解獨到的胡說之言

瑞士風光秀麗，吾曾多次暢遊其地。喜其境內阿爾卑斯山之秀，樂其眾多湖泊之美。然其畢竟為異國之山水，非我華夏終南青城羅浮諸仙山焉。

吾昔年曾任銀行高管，與瑞士銀行界時有往來，緣識時任瑞士銀行高管之胡塗醫先生。見其雖置身瑞士山水之間，金融紅塵之中，然其積學深厚，抱樸涵普，金融界罕能測其量焉。近喜獲悉其手著《問道老子》，行將付梓。遠邀吾為之序。

古聖云：「陰符寶字逾三百，道德靈文滿五千。今古上仙無限數，盡於此中達真詮。」

蓋聞《道德經》五千言，世人或以修身養性，或以用兵治國，或以修道求真，或以參契造化。見仁見智，各有攸宜。

吾觀胡塗醫先生之《問道老子》，雖自謙「胡說」，實見解獨到，其從醫家天人之學角度信手拈來，在在處處，無不讓人耳目一

新。此書以醫家天人之學，闡道德之旨趣，備一家之妙論。吾樂為
其題此短序，以待來賢共鑒。

黃振東

前深圳發展銀行行長

庚子年十月於深圳

當此之時，更需借助老君之智慧

昔孔丘適周，問道於老子。老聃教之曰：「良賈深藏若虛，君子盛德容貌若不足。」孔子去而謂諸弟子曰：「吾今日見老子，其猶龍邪！」

老子者，實人中之龍也。其道德五千言，上可治國安邦，中可輔助朝政，下可打仗行軍。而其最上者，實乃養生修道，使人身國同治而明心，體悟大道而見性，形神俱妙而長久。

北宋紫陽真人云：「陰符寶字逾三百，道德靈文滿五千。今古上仙無限數，盡從此處達真詮。」蓋謂《陰符經》三百字，《道德經》五千言，皆為古往今來，無限上仙之指南焉。

誠如老君所言，天地之間猶如橐籥，虛而不屈，動而愈出。今之世，俄烏之戰正酣。所謂「夫佳兵者，不祥之器」，此戰若再打廿載，牽一髮而動全身。糧食能源，金融物流，咸成池魚。銀行倒閉潮湧，矽谷銀行，一夜無穀可提，擠兌無門。百年瑞信，底線失

守，無信可信。當此之時，尤需老君之智慧指引。

　　本書名曰《問道老子》，有別於北京新華出版社簡體版之書名。既名曰「問道」，即非注解老君之論道。蓋因太上所言之「道」，亦為強說之字。言說章句，無不離道萬里。六祖大師更謂「迷人口說，智者心行」，又謂「不在口爭，汝須自修」者，此乃徹悟大道者之真言也。故千古注解《老子》者，無一非「胡說」。是書繁體版即將付梓，編輯囑吾另作新序，乃豎毫數語為序。

　　願天地祥和，人間正道不滄桑。

胡塗醫

癸卯年閏二月廿二於北美

古傳中醫傳人、中醫藥博士——
胡塗醫 Dr.Kevin Hu

生於中國大陸南方小鄉村，由於從小體弱多病，於是他被迫學習古傳中醫——傳承自上古時期的古中醫！他從小熟讀《黃帝內經》、《道德經》和《易經》等醫道經典，培養出深具人文關懷的素養與視野。

他在中國大陸接受大學教育後留學歐美，後更修習了瑞士中醫藥大學中醫藥博士。現旅居瑞士，供職於金融界，目前是瑞士某金融集團的執行長，閒來無事喜歡寫博客，新浪博客擁有超過百萬的讀者，博客點擊率近 800 萬。他常自稱不是醫生，但偶爾會為有緣人診治疾病，為人低調，不敢為天下先。

著作——
- 《問道中醫》：簡體版於 2014 年 6 月由美國 EHGBooks 出版社出版，於全球累計近 300 萬冊的暢銷紀錄。繁體版則於 2020 年 7 月由三采文化出版。
- 《醫易閒話》：於 2021 年 11 月由三采文化出版。

胡塗醫公眾號

目錄

第一篇
道可道，非常道

第二篇

厚德載物，上善若水

第三篇

宇宙初始，萬物皆由道生

第四篇
為政處世，以德行之

第五篇

大道無為，化繁為簡

第一篇

道可道，非常道

道可道，非常道。名可名，非常名。無名天地之始。
有名萬物之母。故常無欲以觀其妙，常有欲以觀其徼。

胡說八道

　　《老子》五千言，古往今來，注家無數！或重治國安邦之道，或重沙場制勝之學，或重修心養性之道，或重文字哲理內涵，現代注家，更重兵法、商道乃至所謂企業管理，林林總總，見仁見智。誠如太上所言「知者不言，言者不知」，真明道者，往往不願多言，蓋因悠悠大道，不可言說，何必強作解人？

　　明師們都會要求門人弟子將這五千靈文爛熟於胸，修道路上，再觀機逗教。非其衣缽傳人，絕難窺見《老子》心髓！

　　過去幾年，胡塗醫在帶領「網路實修」時，常要求大家背誦《道德經》（即《老子》），也是寄希望於有朝一日因緣成熟，可以和大家一起煮茶論道，共同探討老子言教。

　　前兩年答應過大家將從古傳中醫的角度分享胡塗醫對《道德

經》的理解，卻因諸事纏身，沒空動筆。前段時間有加我微信的網友再次提及《老子》相關話題，我說過未來會在那個山清水秀的地方講講，卻被一位朋友理解成「今年」（此文寫於 2016 年）將會在阿爾卑斯山上講《道德經》，也罷，正好遇上一個長週末，閒著也是閒著，就開始聊聊《道德經》吧！

但是要請大家千萬記住，這只是胡塗醫的一家之言，萬萬當不得真。大家本著「娛樂至上」的打醬油心態，跟我一起像盲人摸象那樣讀《老子》就好。

所以這個系列的文章就叫「胡說《老子》」（於古傳中醫論壇連載時）吧，當胡塗醫胡說八道就好，萬勿當真！

誠如先賢所言，「焚經經在，注經經亡」。這個系列的文章，不是注解《道德經》，所以胡塗醫將盡量避免牽文拘義、執於訓詁，大家把它當成睡前故事般來讀就好，以免失意傳言，誤導了大家，此其一。

其二，由於這個系列的文章不是注解《道德經》，所以後面的文章多半不會走諸多注家的常規路子逐句講解，而是東一榔頭西一棒，敲到哪兒算哪兒。

因此，胡塗醫要特別鄭重地先跟研究《道德經》的專家學者諸

君致歉，胡塗醫所講，多半不是常規的經驗或知識，這系列文章也不是學術論文，若不入諸位法眼，儘管批評指教，就當我在胡說八道好了。

至於真正熱愛古傳中醫的人，若有勤修深悟之悟性極佳者，在聽這個故事的過程中，苟能明心見性，窺見大道，那也是您自己的福德因緣已經俱足，與我毫無相干。

《求道解惑 Q&A》

投票瞭解：

最近一直斷斷續續在背《道德經》，可能是不能理解的原因，背了容易忘。感恩先生無私奉獻。

胡塗醫：

背《道德經》最好是不求甚解，別試圖去理解，傻背就好。

天下第一

大凡宗教教徒，總愛將自己所信仰的教主讚頌得無以復加。佛教說「天上天下無如佛」，基督教和伊斯蘭教等總愛說他們的基督或阿拉是唯一的真神，創造了世界和萬物。咱今天問道《老子》，也得奉承一下他老人家是「老子天下第一」。

說「老子天下第一」，也不完全是奉承他老人家的話，一部《老子》，區區五千言，卻可以應用於幾乎各個領域，無論是養生修道還是治國安邦，甚至投資炒股，方方面面都用得上，除了老子，還有誰能用這麼少的文字做出這麼大的貢獻呢！《老子》五千言，過去在道家、醫家的傳承上，有其獨特的解讀，這種解讀，或者說祕傳，與社會上、學術界的解讀大相逕庭。

對於這部經典的祕機，歷來都是明師們口授心傳，弟子們跪聽

踐行——在長期的修道實踐中去印證、體證。有些修道人士對《老子》的注解，常說是要門人弟子去「理解」，這固然沒錯，但是《老子》不是用來「理解」的。

　　五千言所述，是闡述那個叫做「道」的東西，這個東西只能領悟、體證、印證，不能「理解」而得。

◆渾然天成的萬物之道

　　那麼「道」究竟是個什麼東西呢？明道的自然知「道」，不明道的自然不「知」道。且看老子怎麼說：

　　「道可道，非常道。名可名，非常名。無名天地之始。有名萬物之母。故常無欲以觀其妙，常有欲以觀其徼。此兩者，同出而異名，同謂之玄。玄之又玄，眾妙之門。」

　　對《老子》第一章的這幾句話，千百年來注家眾說紛紜，醫家祕傳的注解，只有《老子》第二十五章：

「有物混成，先天地生。寂兮寥兮，獨立而不改，周行而不殆。可以為天下母，吾不知其名，字之曰道。」

太上所說的「道」，在天地生成之前就已經渾然天成，可見道是天地之本始，萬物之根源，造化之樞機。道寂兮寥兮，這就是無形無相。

道獨立不改，就是不增不減不垢不淨，照澈十方三界。道周行不殆，就是無處不在，互古長存。

老子當年不知其名，只能強字之曰道。有些經典，把道用一個圓圈畫出來表達，這個圓圈就叫做無極圖。

當然，這樣用圖來表達道，也是離道萬里，無形無相的東西，哪能用圖來表達呢！但是不這樣裝模作樣畫出來，又不好懂，於是又整出了個太極圖來表達混沌初開，陰陽已判。

慢慢整下去，宇宙萬有，都得看得見摸得著，或者最少得有名有字，我們凡夫俗子才能「理解」，所以慢慢演變下去，就整出了大家耳熟能詳的太極生兩儀，兩儀生四象，四象生八卦，八八六十四卦……

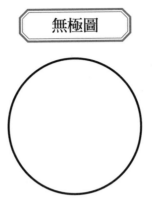

無極圖

無極圖描述了生命的演進里程,即所謂無極生太極,太極生兩儀。

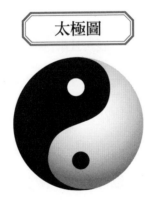

太極圖

太極圖代表混沌初開,陰陽已判。

◆宇宙大道，天人合一

有形有相的事物，自然有生有滅，不能亙古長存。所以太上才說「吾有大患，為吾有身」。有形有相，就有變化。這就是「可道」——可變化之道。可以變化，一如佛家所說的「無常」，意味著能變好也能變壞，所以人生也就充滿了希望，此時不能悟道，來日終究還有希望悟道，多麼 Positive 啊！

同理，世上萬事，今日不行，來日可能就行嘛，只要活著，就有希望。

世上萬事萬物，日月星辰，山川湖海，芸芸眾生，無不有形有相，這都是陰陽已判之後——即宇宙誕生之後的——後天的事物，都是可以變化的，都不是恆常不變的，故說「道可道，非常道。」

我們的身心可以遵循大道規律來達到與道合一，這就是天人合一。當然，要走這條路，也得行「非常道」之功，才有望成功。

歷代注家，五花八門，公說公有理，婆說婆有理，從各個領域去闡述都能把《道德經》注解得自圓其說。一篇五千字的《道德經》哪來這麼大能耐呢？因為《道德經》闡述的，正是宇宙大道。

「天下萬物莫不尊道而貴德」，道無處不在，自然各個領域都

能應用。《道德經》就如茫茫苦海裡的燈塔，無論哪種船隻，只要在海裡航行，都可以按照燈塔的指引到達彼岸！

這個非常道之功，並不是弄明白《道德經》的文字理論就夠的，那只是做學問、只是「知」的層面，更重要的還是「行」的功夫。知行合一，就是修道，通過與道合、與天合，體證「天人合一」，才有望做《黃帝內經》所述的「真人」，與道合真。對於現代人來說，最起碼也可以做到袪除疾病，健康度過一生。

◆命功與性功的修煉

知行合一的修煉，是老老實實的事兒，無法投機取巧。一般來說，要行性命雙修之功。說到雙修，很多人誤以為是藏密的男女雙修，這是大錯特錯的。雙修，是指命功和性功的雙結合修煉。

命功，指的是鍛煉身體以求延年益壽的功夫。性功，則是指修煉心性、自性的功夫。通過修煉命功，可以長養我們的色身，以求袪病延年，說白了就是練「保命」的功夫以免大道未成身先死。

命功：身體能量的衝擊

說到命功❶修煉，胡塗醫這幾年介紹的醫家正椎、站樁、雙盤、養氣、辟穀、正身、內省……等等無一不是命功的方便法門。

命功的修煉不比一般的體育鍛煉，不是單純的體力、體能、柔韌性等訓練，而是一種能量的修煉。

醫家諸多養生方法，都是修煉能量的上乘法門。長期修煉命功，會慢慢體會到人體的能量，身有所感，心有所悟，就能慢慢啟迪心性。

當然，在修煉命功的過程中，身體遭受一點磨難也是很正常的，有些人在修煉過程中身體能量衝擊病灶的時候也會很痛苦，甚至有些人通過修煉命功——比如服氣辟穀，發現體內潛在的、還沒有爆發出來的疾病。

如《黃帝內經》中所講的「未病」，疾病越重藏得越深，衝擊往往越大，越像真的大病發出來的樣子，但是遇到眼明手快的明師，指點度過，或者自己意志堅定，咬著牙熬過去，身體的本質就會產生變化，治療疾病於無形。

---

❶ 請參閱胡塗醫著《醫易閒話》第二篇〈五運六氣之天干、地支、節氣、甲子〉。

性功：順應大道的規律

性功修煉，則有內修與外修之別。所謂外修，就是「外事」活動，通過不斷提高對大道的認識，順應大道的規律來做人做事。

換句話說，通過聞、思、修來做順應宇宙大道的事。這樣去做人做事，在普通人看來就是好人、好事。與此同時通過入世做事，感悟宇宙大道及其無窮的微妙變化。

內修，就是修煉內在的心性，通過對內在的心性修煉，可以幫我們找回本自清淨的自性。

在初級階段，可以使自己趨於恬靜、安靜、空靈的心性境界，到了中高級階段，可以顯發內在的光明，開發種種超乎常人的智慧、能力（比如各種「這可能嗎」的診病治病能力）。

到了悟道的階段，會發現三界惟心，萬法惟識，道不遠人，當下即是，了了分明，無有人我眾生壽者，轉身即是彼岸，實無大道可得……

以上講的，是「道可道，非常道」。

◆大道本無名

「名可名，非常名」，是對「道可道，非常道」的「命名」。先天地之生的大道無形無相，更無可名狀，哪來的名呀！老子硬是給它安了個「名」。

名，當然得由實實在在的事物而起，老子見了道，不得不給它安個「名」。立道為名，此名實際上為常名。世間萬物，各具特性，均需安上個名字，才方便區別、識別。

但是這些名稱所代表的事物均可生滅，故曰「可名」。這各個「可名」所代表的世間萬物均有生滅變化，所以凡是「可名」均是「非常名」！

比如命名我們這些兩條腿的據說是猴子變來的動物叫做「人」，因為我們可以有生老病死的變化，所以我們「可名」。我們可以命名為「人」之後，也不是恆常不變的呀，有男人、女人、中國人、美國人、年輕人、老年人、胖人、瘦人……哪怕是一個人，也有非常多的變化。

大道本無名，萬物的本源本來就是無名的，「道」之名，本來就是老子勉勉強強硬給冠上去的名字，換是釋尊，會給它起名「自

性」、「心」、「菩提」。叫它是「道」，本來就勉強得很，本來無名的大道是「先天地之生」的，故曰「無名天地之始」。

有了天地，才有天地的萬物。天地本無名，給它們安了天地之名之後就「有名」。換句話說，「有名」，指的就是有形有相的宇宙天地。萬物都是天地所生，故曰「有名萬物之母」。

◆人的先天之性與後天之心

在我們人類來說，我們要用未被後天情欲染著的那個本自清淨的自性，於窈窈冥冥的狀態中，才能洞悉那個本自清淨、無染無著的叫做「道」的東西，窺見其不垢不淨、不增不減而又至微至妙的造化之機，這個造化之機為萬物始生之機，曰「妙」。這就是「故常無欲以觀其妙」！

如果先天的虛無性體已動，就變成了有染有著的後天，心就會思慮，眼耳鼻舌身就可見聞感觸，我們看見的，就不再是道之要妙，而是其徼——有形有相有名有字，萬物終成之實體。這就是「常有欲以觀其徼」。

　　不管是那個先天清淨無染，生化萬物的虛無妙氣，還是這個有染有著，能起心動念、能分別萬物之徼的後天之心，此兩者都是出自於大道這個宇宙的本源。

　　這就是「此兩者，同出而異名，同謂之玄」。

　　所謂「玄」，就是玄妙、深遠、無形、無相、無端倪、無徵兆、無跡可循者。但它卻又遠不止是這些形容詞所能形容的，我們這樣一形容它又不全對了，這就是「玄之又玄」，比玄妙還玄妙，比深遠還深遠……深不可測，無法用言語來表達，卻又隱藏著無窮的能量、無量的生之機、無邊的化之妙。天地萬物莫不是由此而生出，故曰「玄之又玄，眾妙之門」。

求道解惑 Q&A

Sophie：

請教先生，「先天清淨無染，生化萬物的虛無妙氣」──是不是「空性」？

胡塗醫：

哪天你見到了就知「道」了。

Ared：

請教先生：無極圖是否表達了圓融無礙、天人合一、萬物同心同軌、包容萬物而無我、呈現萬物本相等種種得道後的狀況？練性就是讓心逐步擺脫各種桎梏，在虛無窈冥中與道合真，從而達到這種圓融無礙天人合一的境界？

胡塗醫：

無極圖表達的是陰陽未判，混沌未開的那個東西。

修心：

我剛剛在做「獨立守神」，很想很想進入那個狀態……

胡塗醫：

「很想很想」就很難很難，因為動的是後天的意識……是「常有欲」，當然只能「觀其徼」呀！

王道思想

　　《老子》五千言，雖然各個領域都能應用，但是它更是一部指導修道、悟道的經典，這一點是毋庸置疑的。《道德經》是在茫茫苦海中修煉大成者為我們後代子孫留下的指路的燈塔。

　　這短短五千言，處處充滿著聖人的思想，教人懂得不要去把持、主宰萬事萬物，而是要順應天道、合乎天道來調整身心乃至事物的發展。

　　這種聖人的言教，正是王者該有的思想。王者之道，就是王道。老子在《道德經》裡多處提到聖人如何如何、王者又如何如何，其實一個人如果真的在養生修道，自然而然地就會流露出合乎天道的氣息。在醫家的祕傳裡，聖人、侯王等「名」，都是指修道有成的人。

在《道德經》裡，老子常常把國、家、鄉、君、侯、王、民和人身等看似風馬牛不相干的「名」比喻在一起，若不經過命功和性功的雙修實證，就會以為他老人家說的是「文字上」的那些名相——當然，哪怕把其當成文字上的國、家、鄉等來理解，也足以安邦治國，這就是老子厲害的地方。說「老子天下第一」，也不全是奉承。

人體的眼、耳、鼻、舌、身、意，與國家的君、侯、臣、民等其實是相通的。人體若能合乎天道進行命功和性功的修煉，自然能夠祛病健身、延年益壽乃至登達彼岸。

就像君王治理國家，順應天道，使國家的發展合乎普世價值，自然就會政通人和，民風淳樸，哪怕有青年學者真去足療店幹啥壞事，也不至於在天子腳下被官府打死，人民與政府之間信任的小船也不會說翻就翻了。

◆王者之道，看氣質與秉性

人若不遵循天道，就不可能成為修煉有成的聖人、王者。聖人

與王者，在《老子》中基本是一個意思，就是「有道之士」。

到了後代，道教創立之後，乾脆哪個人只要在道教裡混都可以稱為「道士」，今天的不少半路出家的道教人員，更是大大咧咧往自己的名字後面加上「道長」二字，我偶爾回國到道觀參觀，收到這樣的道長們的名片，常常讓我哭笑不得。

聖人，對我們現代人來說可能太遙遠。王者，倒是更像凡人中的領袖。王者之道，並非稱王稱霸的君臨天下之道，而是修道有成的有道之士。王道不王道，主要看氣質和秉性。

氣質就是王氣——寬廣無比的胸懷與天人合一而產生的強大無比的能量、氣場。

秉性就是本性——回歸原本清淨無染無著的自性。這樣的王者，也只能是修道有成的聖人，而絕非當今的領袖可以比擬的。

前段時間微信朋友圈流行「主要看氣質」，大家都在曬照片，修道的人，也是「主要看氣質」，但這種氣質，功夫深時，無形無相，不著痕跡。因為他們知道「自見者不明，自是者不彰，自伐者無功，自矜者不長」的大道之理。

真正的王道，恐怕只有把踏踏實實修煉作為日常的生活狀態才為是。珍惜短短幾十年的住世時間，身與道合，心與道同，哪裡還

需要用有為法呢！

　　聖人之道，王者之道，玄之又玄，卻又簡之又簡。當一個人深契《道德經》之理時，身心合乎中道，當然就會無為處之，那時他就不會隨意言道。像濟公和尚那樣，世態炎涼皆看破，酒肉穿腸過，「生而不有，為而不恃」。

　　子時到了，睡覺去了。

⟨ 求道解惑 Q&A ⟩

Sophie：

先生文中許多看似平常的話，其實細細品味，真是真傳一句話啊，定當珍惜恭敬！今天跟朋友 M 聊到他近九十自知時至而歸去的奶奶，說起老人家的脾氣本性與待人接物的氣度，也用到了這句——「主要看氣場」。

胡塗醫：

主要看氣質。

大頭娃娃：

先生你也太快了吧，我還以為今天能搶個沙發坐坐呢，結果晚了十萬八千里！知道我第一次見你的感覺嗎？——這人好有「氣質」！一看就讓人打心眼裡敬重。今天看了先生的文章，才真正明白了什麼叫氣質？什麼叫氣場？哈哈，3 篇文章看得我心花怒放。

胡塗醫：

這是罵我還不能和光同塵呀！

色即是空

醫家祕傳的很多診病治病的活兒，諸如「空中取藥」和「意針」之類的玩意兒，總讓人不敢相信是真的。作為醫家傳人，一般明師們的言傳身教是不會輕易顯山露水，「明道而不示道」，以免惹來不必要的麻煩。

一般來說，真正明道的人，不會輕易展現凡夫接受不了的「神蹟」，但有時為了給福德因緣足夠的人治療疑難雜症，或者給予修道的信心，偶爾也會讓人見識一回。凡是見識過的人，多半也很難相信那是真的，畢竟我們普通人的見識、福德有限。

幾年前大頭娃娃同學來我家，給她解釋了半天《老子》第二章都沒法講透「有無相生」是咋回事兒，我給她展示過一回「意針」──在無形之中「生成」了一根銀針（不知這根針還在娃娃手

裡嗎）。

眼見為實下來，有無相生的道理就能完全接受了——當然，接受道理不難，做到才難。

《老子》第二章，從「文字」上看，講的似乎是美醜、善惡、難易、長短、高下、音聲、前後等概念，到了今天的中國，很多學者認為這是老子在闡述「辨證唯物主義的內涵」，這真是把老子當共產黨員了！我們來看看老子原話怎麼說：

「天下皆知美之為美，斯惡已。皆知善之為善，斯不善已。故有無相生，難易相成，長短相較，高下相傾，音聲相和，前後相隨。是以聖人處無為之事，行不言之教。萬物作焉而不辭，生而不有，為而不恃，功成而弗居。夫唯弗居，是以不去。」

◆萬物皆可名

天下萬事萬物，都是「可道」、「可名」的。因此都可以「正復為奇，善復為妖」，本來美好良善的事物，最後也可以變成醜惡

的結局。任何善美的事物，本身都包含不善美的一面，這是天地生後，陰陽已判，大道運化的必然。

因此世間萬事萬物，沒有絕對的好，也沒有絕對的壞。執著於追求美和善，這似乎是很好的品德，但這樣做偏偏不合大道！好比梁武帝知道布施、建寺、供僧等等都是美好的、有功德的善事，達摩祖師卻把他否定了，因為梁武帝自以為有美好、有功德，甚至想求表揚，這本身就著相了嘛。

在醫家祕傳上呢，我們對這一章的解讀就是，練功時不能有「相對」的意識，不能有分別心，應覺知美醜、善惡、有無、難易、長短、高下、音聲、前後都是可道可名，都是有為法，在三維空間裡，它們的的確確都有差別，但在聖者的境界中，它們是一不是二，好比大海的波濤與海水，其實是同一個東西。

又如人握指成拳，散指成掌，的的確確有拳和掌的差別，但是都是自己「一手造成」。這不是佛家說的「色不異空，空不異色。色即是空，空即是色」嗎？

◆大道本無相

大道本來無形無相，哪來的美醜、善惡、有無、難易、長短、高下、音聲、前後！大道周行不殆，循環不已，於真空中生出妙有，於虛空中生出萬物，萬物也終將從有化無，回歸虛空。

故《陰符經》云：「天生天殺，道之理也。」所謂美醜、善惡、有無、難易、長短、高下、音聲、前後等等，總在天道的演化之下，一朝明道、悟道，則沒有這許多美醜、善惡、有無、難易、長短、高下、音聲、前後等「辨證」內涵！

古德云：「夢中明明有六趣，覺後空空無大千。」這與老子老人家所言如出一轍！胡塗醫當年學習「千里診病」，師父說20分鐘有20分鐘的學法，20年有20年的學法，說的也是這個道理。

對於普通人——包括很多學院派的中醫大夫來說，他們難以相信診病可以在千山萬水之外做到，就算真的能做到，也不相信是20分鐘就能學會的！但醫家的傳承，的確可以很容易地在20分鐘內教會學生，這就是「難易相成」！

當然，美醜、善惡、有無、難易、長短、高下、音聲、前後，總存在於每個人的生活中，你說他們沒有差別，也難以讓人信服。

那就這樣理解好了，所有美醜、善惡、有無、難易、長短、高下、音聲、前後的的確確是「客觀存在」的，也是自然而然的。

◆不妄求，方能接近大道

作為修道的人呢，要效法那些修道有成的聖人，知其然，亦知其所以然之後，懂得天地萬物乃大道運化之機，也就會讓自己原本清淨的性體合乎天道，清淨無為，以道化民渡眾，而不是像胡塗醫這樣行言語之教。

試想這悠悠大道，本來就清淨無為，聽任萬物自然運化、運作，不去把持、推辭。萬物從中生，它不以之為有，萬物運化、發展成功，它也不恃功、不傲物、不居功，正是因為無私無欲，心不動念，所以合於大道，所以道不遠人而去。

對於修習醫道的人來說，在入門的初期，往往會有很多貪功求進與妄想追求的心理，這樣就不合乎大道，把自我與大道對立起來，怎麼可能進入大道呢！前段時間有位加我微信的網友說「知之亦有之」的境界她「深信不疑」，可是她「折騰了這些年，卻從未親身體悟過」，問我該「咋辦」。

　　我回覆她：「知之亦有之，知行一如，知行合一才有之」，再說，她才折騰幾年啊！人家慧能六祖大師得遇明師五祖大師、得傳衣缽之後還隱修那麼多年呢！

　　大道真的不是用來胡說八道的呀！要發沒有對立、「不辨證」的無上心，才能體解大道啊！

$$\boxed{\text{求道解惑 Q\&A}}$$

大頭娃娃：

先生，你給我的意針沒多久就不翼而飛了！我一直在想，是你收回了嗎？是我不夠努力嗎？是我今生無緣向先生學習古傳中醫嗎？腦子都想疼了也沒想明白！看了這篇文章想明白了，一切都是對的⋯⋯每天都要給先生獻花！

胡塗醫：

哈哈，我就知道它會跑掉的！

大道無情

時間還早，咱們來看看《老子》第三章：

「不尚賢，使民不爭。不貴難得之貨，使民不為盜。不見可欲，使民心不亂。是以聖人之治，虛其心，實其腹。弱其志，強其骨。常使民無知無欲，使夫智者不敢為也。為無為，則無不治。」

說起來好笑，以前醫家教徒弟，《老子》是第一部要背的經典，師父要求這部經典必須爛熟於胸，卻不許我查閱任何注解。後來上大學的時候旁聽哲學課，老師把《老子》當哲學來講，我才知道居然有人認為《老子》是「哲學」──

在我的醫道學習路上，《老子》明明是修道的書呀！後來隨著

練功的進展，加上年紀漸大，也被允許廣涉各家注解了，欣欣然跑了很多圖書館，把王弼、河上公、呂洞賓、唐玄宗、宋徽宗、張洪陽等大咖的注解全拜讀了，更是覺得《老子》被注解得很有「片面性」，但也都很「有道理」。

老子五千言在在處處論述的全是大道，道是天地之始，是萬物之母，是眾妙之門，從任何一個角度去注解，當然都會有其「道」理。好比盲人摸象，不管摸到的是大象的哪裡，都是象身的一部分，能不「象」嗎？

所以讀了各家注解之後，我覺得對《道德經》的最好注解就是不要去注解，把它背得滾瓜爛熟之後再把它徹底忘記掉，好好用功，哪天水到渠成了，自然會懂老子在說啥。對於真正走上修道路上的人，對世間的事物——包括這部《老子》——都要盡量能看淡、看透、放下，可能這樣才是對《道德經》的最好注解。

◆不尚賢，為修道之路的起始

好比我們心中不仰慕那些明星，就不會驅使自己去追星。心中

不羨慕賢能的人，就不會強行驅使自己的身心去追求賢能者的能力，哪怕有一天自己不小心有了很賢能的本事，也不要人為地標榜賢才。因為你知道，「不求大道出迷途，縱負賢才豈丈夫」。

要是你哪天變得賢能了，並且被人為地標榜了，麻煩就會接踵而來了。所以修道的人不要去追求啥賢能的能力——管他媽什麼千里診病空中取藥，一概不要去追求，就算擁有了也要淡然處之。

否則找你求醫問藥的人，甚至想見識你的「賢能」的人，明著捧你，暗著追你，你每天被趕著東奔西跑疲於奔命，最後不得不像躲盜賊一樣躲著，還有啥時間和心情走你自己的修道之路呢！

所以老子說：「不尚賢，使民不爭。不貴難得之貨，使民不為盜。」金銀財寶也好，奇技異能也罷，本來也都是珍貴的難得之貨，若不懂藏拙，反而加以提倡，這就像露富惹賊一樣引人犯盜戒，最終害人害己。

所以修道之人，要看淡、看透這些「難得之貨」，不要人為去加尊，才能「以無事取天下」，走到彼岸！

特別是修煉性功時，更是要放下這種崇尚賢能的欲望。說白了，就是不要追求啥奇技異能。有些人練功入靜時，光明偶爾會顯現，那時如果「尚賢」、好奇加上興奮（人之常情啊），想去「看

清楚」這個光明境界，這樣心就反而會亂了，光明不見，雜念重生。所以老子說：「不見可欲，使民心不亂。」

所以真正修道有成的聖人，若要體解大道，先要心如虛空。這就是佛門說的「若有欲知佛境界，當淨其意如虛空」。修習醫道者的心法藥方就是心地純、素、樸、虛、靜，這樣才能合於天道，「同於道者，道亦樂得之」。

如此用功後，道氣（可以理解為能量）才能不采而采，斂華就實，凝聚於丹田。故老子云：「虛其心，實其腹。」

◆不刻意追求，才能真正入道

醫家祕傳的各種修煉方法，不外是要使我們全部身心經常處於放鬆、恬靜的狀態中。

胡塗醫總是強調要踏踏實實去踐行，其實也沒有那麼多大道理講，你去踏踏實實踐行了，知行才能合一，不炫機智、不尚狡詐、不偷奸耍滑，並且懂得弱化自己的「執念」——哪怕那是強烈求道、求開悟的意志也必須弱化、放下，只管像一個筋骨強壯的爺們

兒一樣踏實踐行就好。

這樣的心法藥方，能使自己那顆妄心化於沒有賢愚貴賤的大道之中。心不去「知」賢愚貴賤，心不動念，不進不出，不起欲望，不用智能，樂享天真，返樸歸真……

如此這般，方能與道合真！所以老子說：「是以聖人之治，虛其心，實其腹。弱其志，強其骨。常使民無知無欲，使夫智者不敢為也。」

養生修道，不是中宣部（中共中央宣傳部），不能每天都高歌猛進，頌歌不斷。也不能像 CCTV（央視）那樣，展示自己有多英明神武。大道無形，大道無情。無形無相，不增不減。你要從事的，就是「無事」，你要為的，就是「無為」。所謂「為無為，事無事」，才是契入真如之道。所以老子說：「為無為，則無不治。」

子時到了，睡覺去。

萬物之宗

我們來看看《老子》第四章：

「道，沖，而用之，或不盈。淵兮，似萬物之宗。挫其銳，解其紛。和其光，同其塵。湛兮似或存。吾不知誰之子，象帝之先。」

大道本無名，老子強字之曰道。大道無為，養生修道、求道悟道卻是實實在在的「有為」，所以太上說修道有成的聖人就能做到「為無為，則無不治」。

你懂得「同於道者，道亦樂得之」，要獲得道的妙用，就得「同於」。要同於道，得知道「道」長啥樣子——

◆大道無形

問題是，道不長啥樣子！大道無形啊，它無形無相，卻又無處不在，它性體圓融，寂靜常樂，妙用萬方。道之妙用，無有窮盡，卻又把自己「藏」得那麼深矣遠矣，這是多麼的謙沖啊！

大道如此深不可測，卻是天地之本始，萬物生化之根源，主宰萬物之宗主。所以老子說：「道，沖，而用之，或不盈。淵兮，似萬物之宗。」

大道無處不在，清濁並包。在清為清，在濁為濁。在方為方，在圓為圓。在善為善，在惡為惡。好比金子，做成飯碗，是金飯碗；做成戒指，是金戒指；做成元寶，是金元寶，但不管做成啥看上去像啥，它始終是金子。

大道性體沖虛圓明，超脫於萬事萬物，而不局限於萬事萬物。彷彿一臺精密無比的儀器，在高處遍照十方，而又能在低處隨時自動調諧。

在明道的聖人眼中，萬事萬物，再尖銳的一方，也必存在柔弱的可以克制其尖銳的另一方，尖銳就可以被化於無形。再紛繁複雜的事物，也同樣有與其對應化解的一方，從而使紛繁複雜的事物變

得可以分解、變得簡易。

◆大道無為

　　修煉性功時，激進的念頭、活躍的雜亂心，可以通過效法大道的無為、清淨而挫銳解紛。降伏了這顆雜亂心，涵光內斂，心如十五的明月，湛然寂靜，虛空朗發，遍照古今，綿綿若存，似有非有，似無非無，不思善不思惡，不顯聰明才智，不避愚拙質樸，猶若天心圓月遍照世間萬象沙塵。

　　就像前陣子流行的「我有一壺酒，足以慰風塵」，心如一輪月，光明照法塵。不必問道從何而來，在宇宙萬象森羅呈現之前，它就「先天地之生」了。你問，或者不問，道就在那裡。你悟，或者不悟，道也在那裡。

　　故說：「挫其銳，解其紛。和其光，同其塵。湛兮似或存。吾不知誰之子，象帝之先。」

◆道的特性，萬物終歸於道

在這一章裡，老子再一次描述道的一些特性：沖、不盈、淵、宗主。以及修道者如何效法大道的下手方法。萬象森羅，自然呈現；萬物在道中，自然融合。有時也會顯示出尖銳的、紛繁的、有為的特性，但是其另一面必定有圓融的、簡易的、無為的Solution。

對於悟道的人來說，沒有解不開的難題，生活處處有禪機。歷代明道的人，總愛效法大道，「和其光，同其塵」。禪宗的不少祖師都愛這樣示人。

南宋時期的濟公和尚便是一個例子，他老人家破鞋破帽，酒不離身，瘋瘋癲癲，混跡於江湖茶館。清末民初的金山活佛，早年曾與虛雲老和尚在終南山茅棚鄰居過，悟道之後給人治病，常常整些和光同塵的「重口味」的法子。

比如用洗腳水給人治病，美其名曰「般若湯」，給人治絕症，他乾脆吐了一碗膿痰給人喝。這樣的聖人，被你遇到了，你敢找他治病嗎？你還敢追求和光同塵嗎？

◆沖的真意

有 2、3 位網友說沒弄清「沖」字啥意思，胡塗醫在開頭說過要盡量避免「牽文拘義、執於訓詁」，這裡勉為其難解釋一下。

很多注家都把「沖」注解為「謙沖」，這樣注解當然是對的，所以我上面也採用了這個方便解釋。但是把「沖」注解為「謙沖」也是不全面的。

在醫家的真傳裡，「沖」、「虛」、「道」，3 個字其實是一個意思，說的都是那個叫做「道」的東西。好比佛家的自性、法性、空性、菩提、心、般若、禪……等等。所以古代有些道觀就叫「沖虛觀」，其實就是「道」觀。

至於「和光同塵」，其實也是醫道兩家祕傳的高級功法，胡塗醫曾經在幾分鐘內成功訓練過幾個孩子和 3、4 位成年人，讓他們具備「返觀內察」的功夫，比如可以看到自己的全身經絡等，這用的就是「和光同塵」的功夫。

幸好去年（2015 年）有人出來大罵胡塗醫，讓我更加審慎了，否則我要是從那時開始講《老子》的話，恐怕會沒有戒備心把許多祕傳一股腦兒全講出去，謝天謝地！

求道解惑 Q&A

Sophie：

鑰匙在手，啥都不愁了！真的遇到濟公和金山活佛，想想我們自己能堅信不疑嗎？先生的斷句獨一無二啊！

胡塗醫：

我們這個時代的人洪福多，清福少，濟公、金山這樣的大咖是不容易見到的了。現在的不少大活佛，在濟公、金山活佛面前頂多算個佛教「文青」。

金銀薄荷：

「沖」乃「充」也，遍布虛空，而不顯露，有「虛」之意。故曰「謙沖」。

胡塗醫：

靠譜！

靜水深流：

「和光同塵」好深的功夫。

胡塗醫：

「和光同塵」的確是一門專門功夫，現在網路傳播太快，我在這裡也不敢公開講。以後有機會，在「山清水秀」慢慢講吧。

自作多情

　　大道無情，對萬物都一樣，「天生天殺」，不會對誰有啥特別偏愛，你覺得大道愛著你，那是你自找麻煩！它任運自在，讓萬事萬物自然運化。

　　比如春夏到了，陰自消陽自長，秋冬到了，陽自消陰自長，萬物應時生長，應時收藏，這是自然之道，並不是「有意」為之。所以修道學道，千萬不可自作多情，否則你用凡夫心去測聖人意，終歸要背道而馳的。老子在《道德經》第五章裡說：

　　「天地不仁，以萬物為芻狗。聖人不仁，以百姓為芻狗。天地之間，其猶橐籥乎！虛而不屈，動而愈出。多言數窮，不如守中。」

◆道之任運自然，無偏無愛

天地無情，沒有偏愛某種事物的仁慈之心，藥材讓它長，毒草也讓它長，沒有偏愛誰，也沒有不偏愛誰。若說天地有「心」，那麼它的心只效法大道，任運自然。

它對「天地萬物」，就像人們對待祭祀完的芻狗一樣，扔了或燒了，不會真當那些用草縛成的假狗肉一回事兒。所以說「天地不仁，以萬物為芻狗」。

修道有成的聖人也一樣，他們效法天地、大道，也沒有偏愛之心，對人對物亦如此！故說「聖人不仁，以百姓為芻狗」。為什麼聖人們這麼 Cool 呢？因為明道之後，還要修煉呀！

他們明道之後更懂得要與道合、同於道才有好果子吃，如果婆婆媽媽、老婆心切，終歸會被百姓賣了。咱還沒怎麼「不仁不義」呢，已經被許多人賣過一回了，哈哈。當然，胡塗醫不是聖人，被賣也活該。

所以道家的聖人們，往往非到迫不得已不出來救世，他們隱修的居多。而佛家則不同，尤其是大乘佛教的祖師們，他們「但願眾生得離苦，不為自己求安樂」，用廣大的願心荷擔如來家業。這種

大乘菩薩道的精神讓人敬佩！也正因此，佛家相比道家要顯得更加興盛發達。

儒家也有這種大乘的情懷，所以歷代大儒都懷悲天憫人之救世情懷。當然，有情懷是一回事，有能力是另外一回事。

中國歷史上，到了亂世，一般還是道家的人物出來收拾河山，儒家的很多都在空談，好不容易出來個王陽明，創了心學，處處有《老子》和《壇經》的痕跡。

歷史上注解《道德經》最好的，在我看來是王弼和唐宋 2 位皇帝。他們 3 位似乎最明白老子在講什麼，而且也願意講出來。道家的很多高人，往往只對衣缽傳人講而不願著之於文字，都是老子那句「知者不言，言者不知」給整的。

當然，言多必失，言辭再多，也有詞不達意、詞不盡意之處。這也如禪宗所強調的「言語道斷」。明道的聖人，其實也不是真的無情無義。只是他們懂得效法天地，任運自然。

一切該說的照樣說，該做的照樣做，不會去計較個人得失。一切不該說的不說，不該做的不做，不去人為干預。

他們所作所為，因為是效法天地而作或效法天地而不作，所以自然是有「天理」的理所當為、義所當為，一切自然而然。做過了

也就放下了，不會居功，「生而不有，為而不恃」。

他們就像天地間的那個大風箱一樣，不動時，看上去啥也沒有，一動風就呼呼而出。

◆守住中道，多言數窮

莊子說：「橐龠和籟因中空，其中有自然之妙用，動則聲生，靜則音止。」在醫家的傳承裡，這也是一個祕法，專門修煉、打通中脈之法。只要懂得效法天地，明白天地之間的運化狀態是「不仁不義」般的自然無為的體現，如果你懂得用某種力量去不斷地鼓搗它，它就會不斷運化，就像橐龠這樣的風箱，你去鼓動它，它就出風一樣。

但是你也要懂得適可而止，好比父母教育孩子，說多了，反而難以有好的變數，不如適可而止，守住中道。練功修道更是這樣，有些人為了尋求看到光明，不斷鼓搗，意念重了，火候太過，就像用風箱拉風燒飯，該武火的時候要猛拉，該文火的時候要慢拉，該停的時候要停，否則燒糊了就沒飯吃了。

　　悟性好的，這些話夠你煉金丹了。這就是說的「天地之間，其猶橐龠乎！虛而不屈，動而愈出。多言數窮，不如守中。」

　　說到「多言數窮，不如守中」，乾脆給大家一個象數，這個象數可以幫助大家排除體內濕毒，淨血清氣，對練功者，若配合手印，可以快速幫助往中脈補充中氣。

　　象數曰：「08.08.00.810.6450.」

求道解惑 Q&A

修心：

好像明白了不少道理，且行且看吧。感恩先生。請問先生，練功時的手印是不是指正行的那個手印？如果不是，先生可否明示？先謝謝了！

胡塗醫：

這種東西不可能直接「明示」啊，見面時記得問我吧。

大頭娃娃：

看現在的很多文藝作品，總是把道家說得「裝神弄鬼」的，總感覺貶多於褒！這是不是道家的功法給人「神祕莫測」的感覺，一想到神啊、仙啊、鬼啊，就容易聯繫到道家。

道家給人治病也不用藥，多用補氣的方法，讓普通人很難接受，無法理解。跟著先生學習古傳中醫以前，對自己不明白不懂的事，總愛說一句：「這絕不可能！」

現在任何時候都不會再說這句話了，世界之大無奇不有，人上有人，天外有天。老老實實做人，認認真真修煉，天地自然不會辜負自己！謝謝先生。

胡塗醫：

道家與道教是兩回事，道教雖然有很多道家的內涵，但是道教是宗教。

虛心實腹

太上在《道德經》第三章說：「聖人之治，虛其心，實其腹。」胡塗醫在前面的〈大道無情〉解釋說：「修道有成的聖人，若要體解大道，先要心如虛空。」這就是佛門說的「若有欲知佛境界，當淨其意如虛空」。

修習醫道者的心法藥方就是心地純、素、樸、虛、靜，這樣才能合於天道。「同於道者，道亦樂得之」。如此用功，道氣才能不采而采，斂華就實，凝聚於丹田。

這其實是很上乘的心法，可惜很少人讀得懂。前兩天在日內瓦聽大寶法王講禪修（修定），他謙虛地說自己由於諸事纏身，這方面的修證經驗並不多，但是他提到了如何放鬆身心，關注呼吸。

大寶法王所說，與醫家祕傳的方法頗有相似之處。「虛其心，

實其腹」，也是放鬆身心，高度入靜、入定的方法。虛其心，就是煉心，得道的聖人，與道合真，其心如虛空，故可無為還虛。

未得道的我們，應該效法聖人，行煉心之法，煉心炁與腎炁相交，心腎相交，會產生「和氣」，和氣就是「生氣」，可以補全身。

首先是補腎、補脾胃，因腎、脾、胃幾乎都在腹部的位置前後，所以「虛其心，實其腹」在身體內煉上來講就是煉的「心腎相交」。而心腎相交，最簡易的法門，就是「心腎相交法」。❷

◆人的養生修道 3 階段

在醫家的祕傳裡，養生修道，上上根器者，一早就被明師們找去了，磨性完成之後，一帶即可明道。非上上根器者，則必須經過 3 個階段的訓練。

階段 1：煉精化炁

---

❷ 請參閱胡塗醫著《問道中醫》第六篇〈教你如何少做夢〉。

第 1 階段是「煉精化炁」。

這個階段也叫做「築基」階段，有明師帶著的人，哪怕根器中下，也可以在百日之內完成「築基」。

築基完成的標準是：男士達到「斷白虎」──不漏精，而達「馬陰藏相」。女士達到「斬赤龍」──停月經。完成了這步功夫，男子不再漏精，女子不再排液。

階段 2：煉炁化神

第 2 階段是「煉炁化神」。

這就是上面說的，煉心以達到心腎相交，在此過程中，五藏六腑的任何疾病基本可以治好，同時，在此階段，除了這個身體（色身）獲得生氣的滋養，有部分生氣會自然化為神氣。所以有些經典所說「還精補腦」即是說的這個──生氣去補神氣。

階段 3：無為還虛

第 3 階段是「無為還虛」，又叫做「胎息還丹」。

這個階段主要是以神氣與先天一炁合，於丹田處凝結「玄珠」，此時人體的核反應爐──「丹」就已形成，死後火化，就會

有舍利子，所以醫道兩家其實也有高人火化後有很多舍利子的。

有些不入門的人把這個階段叫做「煉神還虛」，這是錯誤的，修行有成的人往往「知者不言」，懶得去糾正他們。

至於心氣、生氣、和氣、神氣、神等是啥，這得等以後大家有機緣才能講了。

求道解惑 Q&A

Ared：

想請教先生，關於斬赤龍，在道家經典中的習法都如李老所傳功法類同。成功後還有一條標準，即乳縮如孩童般。但是，網上有說，辟穀後，也能斬赤龍，這個說法正確嗎？在修行中，如果沒有斬赤龍，對修煉有什麼樣影響呢？

胡塗醫：

不正確。修不成。

玲鉥：

阿彌陀佛！先生指出的道，真是老天對心思簡單孩子的獎賞！

胡塗醫：

單純的孩子容易著了別人的道兒。

玲鉥：

請教先生：「無為還虛」，是真的「為無為」嗎？

胡塗醫：

無為還虛，有些丹經上叫做「煉神還虛」，其實「神」是無法「煉」的，若硬要說煉，那就是「為無為」——後面可能還會講到，慢慢來吧。

著意無為

　　虛心實腹的功夫，要「綿綿若存，用之不勤」。太上在《道德經》第六章中說：

　　「谷神不死，是謂玄牝。玄牝之門，是謂天地根。綿綿若存，用之不勤。」

　　按照胡塗醫的師傅所言，這一章並非老子所寫，而是老子的老師原話。現在咱們不去管它，就當作是老子寫的好了。這一章歷來為醫道兩家所深重！社會上所公開傳授的丹法、靜坐、內觀方法，沒有一個能超出這一章的。

　　「谷神」是什麼？《道德經》後面其實有交代：

「昔之得一者；天得一以清。地得一以寧。神得一以靈。谷得一以盈。」

「得一」，很多人解釋為「守竅」──守住「一」個竅門，醫家祕傳的「得一」就是「得道氣」──先天一炁！

獲得了先天一炁之妙用，就可以恢復到天清地寧，靈神盈谷的先天自然無為的狀態。

所謂「谷神不死」，就是那個不會死亡，無生無滅、不來不去、如如不動、燦然獨照的天地之始、萬物之母！通俗的比喻，它就像能生育後代的母親的子宮一樣，於虛空中生出妙有，彷彿天地的根本、源頭。

故曰「是謂玄牝。玄牝之門，是謂天地根。」你只要若有若無，綿綿不斷地守候它就可以，意念不可以「斷」，要綿綿密密，把功夫打成一片不可間斷，但意念不可以太重，要輕輕鬆鬆、若有若無。這是古聖所說「著意頭頭錯，無為又落空」。

在練功時，任由境界生滅，我自效法谷神，如如不動，聽憑各種雜念「隨波逐流」，我只管照見當下那個真如，如此用功，便能對境無心，功夫打成一片，三千大千盡收眼底！

那麼這個谷神在哪兒呢？《楞嚴經》裡，佛陀與阿難尊者通過七處徵心，八處辨見來開示，老子則輕輕一句「是謂天地根」忽悠過去。醫道兩家，於此有個大祕密。

當年李老傳我時，再三囑咐不可外傳。這裡簡單點一下，大家能悟到多少就多少吧。先天一炁，不在別處，轉身即是。先天一炁，至虛至妙，能生萬有。先天一炁，人體核能。得之身心解放！

阿彌陀佛。

求道解惑 Q&A

樹葉沙沙響：

謝謝先生！請問先生綿綿不斷的意念用的是哪顆心？

胡塗醫：

是那顆能聽到樹葉沙沙響的心。

水滴兒：

先生的文章，也得是時時看、常常看、反著正著、翻來覆去反覆看。每看一遍都有新的發現、新的感悟！前面的解釋後邊的，後面的印證前面說的......「得一」，「一」乃「先天一炁」，「天」、「地」、「神」、「谷」得一？這個「一」，既在天地中，也在人身中。煉精化氣、煉氣化神、神凝氣聚、無為還虛......轉身即是。

「第六章是老子的老師的原話」，懇請先生，可否得閒說說這師生倆的故事？

胡塗醫：

以後在山清水秀的地方會全部說出來的。

後身外身

虛心實腹的功夫，要綿綿若存，用之不勤，才能得先天一炁之妙用。老子在《道德經》第七章接著說：

「天長地久，天地所以能長且久者，以其不自生，故能長生。是以聖人後其身而身先，外其身而身存。非以其無私邪，故能成其私。」

修道之人，懂得效法天地，所以能得「天長地久」之妙用，因此健康長壽便是必然的「副產品」。幾年前胡塗醫曾經開玩笑問老媽「你打算啥時候死」，老太太回答說：「除非我自殺，否則怎麼也不會死。」

天地之所以能夠長久存在，就是因為它們懂得效法大道，獨立不改，周行不殆，運作如常，「天生天殺」，不加干預，故曰「以其不自生，故能長生」，所以《陰符經》說：「天生天殺，道之理也」。天地不自生，那麼修道之人就要效法天地。

後代醫道兩家很多人就認為是要愛惜精氣神，通俗的說法就是不要消耗精氣去生孩子，而要逆過來，通過煉精化氣、煉氣化神等修煉使自己回歸先天狀態。

而真正的醫家祕傳，卻既有這一套方法，又不一定走這條路子。對於門內弟子，走的完全是心傳口授，以心印心的路子。那才是醫道兩家的心髓所在！過去幾年胡塗醫曾經訓練過幾個有緣人，用的就是這種方法，在很短時間內讓福德因緣具足的孩子和成年人「找回」這條「不自生」的天長地久之路！

◆聖人的不自生之道

聖人呢，則是效法天地不自生而長生，處柔處下，謙和合道，用功於日常，無論是搬柴運水還是為官經商，在待人接物中，不為

這個四大假合色身所累，把自己這個假相凡身置之度外，不把它當一回事兒。

於功名利祿之中往後退一步，這樣合道而行，看上去是反著人們自私的人性行事，卻恰恰吻合了大道，所以反而更加容易獲得眾人的愛戴、推崇。所以說「聖人後其身而身先，外其身而身存」。

聖人看上去好像很無私的樣子，正因為他們的無私，民眾卻更願意成就他們，這也成就了聖人們最大的「自私」。所以說「非以其無私邪，故能成其私。」當然，聖人的自私，用之至公。《陰符經》曰：「天之至私，用之至公。」

正是因為《道德經》的這些章句，讓人覺得其是權謀兵法，為歷代帝王將相所重。其實天下的道理都是相通的，道無處不在，哪個領域不能用呢！所以修道有成的人，一定可以做到「宇宙在乎手，萬化生乎身」！

當然，以上解釋，還是有些「大路貨」，醫家的祕傳裡，這一章是修「身外身」的理法。這裡就不贅述了。

求道解惑 Q&A

金銀薄荷：

不小心已經「生」了的，是否還能走「不自生」之路？感謝先生！

胡塗醫：

當然可以，就是返回之道。

金銀薄荷：

原來老子也有師父啊。

胡塗醫：

當然啊！釋迦牟尼佛悟道前也遍訪明師的。

第二篇

厚德載物，上善若水

上善若水，水善利萬物而不爭，處眾人之所惡，故幾於道。
居善地，心善淵，與善仁，言善信，政善治，事善能，動善時。

玄牝之門

古往今來，《老子》第六章都是醫道兩家的祕傳內容。「玄牝之門」究竟在哪兒？太上說「是謂天地根」。所謂「根」，當然是根源、長養天地的本源。這個本源就是「天地之始」，就是《道德經》開篇講的「無」、「無名」。由這個「無」而化生出了「天地」——這就是「有」、「有名」。

在《道德經》的第四十章，老子重新指出：「天下萬物生於有，有生於無」。當然，這個「無」，並不是「Nothing」或「No」，是非無之無，非空之空，說無實有，說有亦無的。

彷彿釋尊在《金剛經》裡講的「佛說般若波羅蜜，即非般若波羅蜜」。她綿綿不斷，自然而然地「無」中化生出了天地（當然包括天地之後的萬物）。

◆回歸天道本源，方能與道合真

人立於天地之間，若要與道合真，惟有回歸於天道自然的本源——即走入這個「玄牝之門」！人若能在與道合真中順應自然，才可能運化陰陽、調整陰陽、把握陰陽，獲得身心的高層次徹底解放，那時才談得上「我命在我不在天」。

那是一個什麼樣的「狀態」呢？除非你已經「證入」其中，否則別人怎麼跟你解釋也沒有用。過去醫道兩家給徒弟傳承，先要把弟子的心性磨到完全與已經到達彼岸的明師相吻合，才能把弟子帶入這個狀態之中。

我當年學的時候，家師常常以一種特殊的師徒相應的方法來接引，我後來在傳授有緣人時也是用的這個方法——就是用醫家祕傳的方法，將人體通過這個「玄牝之門」與道合真，實現天人合一，師生合一，人我一如，同處無量光明境中，彼時人我心心相印，方可做到「以心印心」。

一系列傳說中的能力便如瀑布暴流般，彷彿從多維空間源源不斷跟隨著宇宙能量湧入這個「門」，那時修習醫道就真的入門了。

有些人以為經過3、2年的正椎 ❶、晃海 ❷，乃至見幾次胡塗

醫，就能得到這些完整的傳承了，你也不問問你和我有幾分「心心相印」？不經過真正的磨性訓練，不懂得低位、謙恭、一門深入的學習，遇到再厲害的明師，3、2個示現就可以讓你只想跟他有擦肩而過的緣分。

我自己家裡的親戚因為我是他們的親人，所以比較「隨便」，這當然是人之常情，但這不是道情啊！所以我也只有跟他們吃吃飯喝喝茶，盡一個普通親人的身分「走走親戚」而已。

最近我姊姊和外甥幾個人要跟我辟穀14天，我故意對他們愛理不理，我關於辟穀的文章在那裡擺著，你要學就自個兒看，儘管我當然會「護」著他們整個辟穀的過程，但是你不踐行，我也不會多說一句話。學道得有個學道的樣子，要不儘管讓我做弟弟和舅舅就好了嘛。

社會上有不少人有誤解，以為這個玄牝之門就是人體的某個關竅，有些不入門的老師更是以為那就是人身上的玄關一竅，於是卯足勁兒盲修瞎煉，以為空坐著守住這個竅，就能進入「禪」的境界，就能與道合真，其實那樣做，也只是口頭禪的靜坐版罷了。

---

❶ 為常見氣功招式，練習步驟請參閱胡塗醫著《問道中醫》第三篇〈一法通全身氣路〉。
❷ 為常見氣功招式，練習步驟請參閱胡塗醫著《問道中醫》第六篇〈對治緊張、壓力的方法〉。

靜的境界其實是分層次的，而層次的背後是能量在起作用。能量是「物質」的，沒有這個「物質基礎」，哪來禪悟的「上層建築」呢！

老子在《道德經》後面講「三十輻共一轂，當其無，有車之用」也是這個道理。「有」是本我的肉身，「無」是我的本來面目。兩者「同出而異名」，其「妙門」正是這個玄牝之門。

最近有幾個被錄取參加瑞士 7 月之旅的朋友 ❸ 問我關於月底辟穀、回穀的問題，這真是把胡塗醫當社會上的「辟穀老師」了！若我老人家親自帶著，還需要啥服氣、回穀啊！那還談啥大道至簡呢！

---

❸ 本書所提及的瑞士阿爾卑斯山 7 月之旅，在 2016 年 7 月已舉辦完畢，全書同。

求道解惑 Q&A

水滴兒：

感恩先生。我終於看到了這篇「玄牝之門」。之前有好多的猜想，認為它肯定在人身中，亦在天地中，實實在在以物質的形式存在著。呵呵！原來全然不是那麼一回事兒嘛！

從「無」到「有」，由「有」返「無」。果然「轉身即是」！與道合真！盼：也能與先生有幾分「心心相印」。

胡塗醫：

「不遇真師莫強猜」。

- -

荷葉清馨：

靜的境界其實是分層次的，而層次的背後是能量在起作用。彷彿從多維空間源源不斷跟隨著宇宙能量湧入這個「門」，這是一種怎樣的境界呀！沒有明師的帶領，很難積攢到足夠的能量，是嗎？

胡塗醫：

也不是。只要自己發心足夠大，行持力也足夠大，人人皆有可能。

上善穩賺

　　天地萬物，但凡能夠承載別的事物的，一定比所承載的事物強大、長久，比如大地承載房屋、人類，房屋塌了，人類死了，大地還在。

　　太虛承載著各個星球，星球壞了，太虛還在。所以悟道的人，不會為了追求自我的長生久視而修道，而是為了能夠更長久地承載萬物，荷擔道業而求道，這樣反而更契合於大道。

　　所以老子在《道德經》第七章裡說：

　　「天長地久，天地所以能長且久者，以其不自生，故能長生。」

　　明道的聖人，懂得將自己的利益置身度外，不與人爭而讓利於人，以別人為先，這樣反而會得到身先士卒般的好處。把自己的身心放開，置於自我之外，承載於天下，這樣反而是最好的煉養之道。所以說：「是以聖人後其身而身先，外其身而身存。」

　　常常練習將自己處下、處後、處外，這是大布施，是大捨，大施大捨，才能熏習出大慈大悲，這就是「捨」與「得」，捨我方能得道，這才是真正的王者之道！謙虛謹慎、包容萬物，視萬物如己身，自然會產生慈愛的道心。

　　好比父母對兒女，慈愛之心會自然不過流露。在《道德經》的第六十七章，老子說：

　　「我有三寶，持而保之。一曰慈，二曰儉，三曰不敢為天下先。」

　　與第七章說的是一回事兒。到了第八章，太上接著說：

　　「上善若水，水善利萬物而不爭，處眾人之所惡，故幾於道。居善地，心善淵，與善仁，言善信，政善治，事善能，動善時。夫

唯不爭，故無尤。」

　　大道的善妙之處就像水一樣，順應自然潤化萬物卻不與萬物爭高下，這滔滔之水總是向前、向下奔湧，眾人不喜歡的低下、低位，水卻偏偏要往那兒奔去，這種處低、處下的品性，恰恰是潤化萬物所必需的，這與大地處下而承載萬物相近，所以水效法了大地，效法了天道，故說：「上善若水，水善利萬物而不爭，處眾人之所惡，故幾於道。」

◆大道之善，如水潤澤萬物

　　一個修道的人，應該學習大道的這種善妙之處，如水一般，愛處低下之地。心態要調整到順應於天道，心如無底的深淵，善於包容、接納、承載萬物。順應於大道，自然懂得與人為善，哪怕給予人的是責罵，也是因為對其仁慈有加。

　　同樣，順應於天道的人，所說的話都是「說話算數」真實不虛，能讓人自然升起信賴的。順應於天道來進行修心養性與日常的

待人接物，彷彿治理國家朝政一樣，公正公道。

若非要做啥事業，總懂得順應天道，拿捏好最佳時機……這一切，都是如此自然而然，而非人為地去與別人或萬物爭出來的，因此沒有過患。故曰：「居善地，心善淵，與善仁，言善信，政善治，事善能，動善時。夫為不爭，故無尤。」

前幾天我在辟穀期間匆匆忙忙跑了一趟香港，12個小時飛機下來，接機的朋友見我精神狀態極好，例行安排了一桌子山珍海味給我「洗塵」。

正好我在辟穀無塵可洗，眾生之所好，我卻不動心，感覺還真有點兒像是在「處眾人之所惡」，可惜我沒有「幾於道」。

我坐著看他們吃飯看得他們很不自在，就找個理由說要去中藥店逛逛，朋友們多半如逢大赦般可以吃得安心了，不知道這是不是叫做「動善時」？

反正我在英國脫歐投票前幾天說服朋友們做空歐元，不管是否「動善時」，倒也「言善信」。所以做投資的人最好多讀《道德經》，上善穩賺！

求道解惑 Q&A

投票瞭解：

我以前自己辟穀 3 天，到第 3 天，人就感覺像癟了氣的皮球一樣，只能癱在床上了。

胡塗醫：

沒關係，這次我親自帶著，我的師姐馬老師也在，辟穀就像玩兒似的。

持盈保泰

老子老人家深深體悟了大道，他的《道德經》就是修道的指路明燈，這五千言的靈文，彷彿苦海中的燈塔，指引著後來人登上彼岸。《道德經》第九章，歷來被認為是處世要妙，但醫家真傳裡，說的卻是修煉內丹的火候。當然，你要把這一章理解為修道者該有的行為、心態也可以：

「持而盈之，不如其已。揣而銳之，不可長保。金玉滿堂，莫之能守。富貴而驕，自遺其咎。功遂身退，天之道。」

一個人的心若不空，就容易覺得自己了不起。好比練功的人，丹田發熱了，以為是多了不起的事兒（當然，若丹田連發熱都沒

有，那肯定沒煉對），其實那只是「得氣」的初階而已。

◆持而盈之，不如其已

我的一位土豪朋友花了近半年時間練功，現在每天幾個小時丹田發熱，找到了信心，我對此自然是大加鼓勵，畢竟在商場摸爬滾打幾十年的人，還能靜下心來早晚用功並練出了成績的確不容易。

這次在香港，我傳授了他一套大周天速成法，帶著他把全身氣脈打「通」，這用的就是「持而盈之，不如其已」的心法。

丹田真氣充盈了，不如就讓它走全身的氣路吧，醫家祕傳的大周天速成法與社會上的周天功夫相差十萬八千里，正是因為醫家明瞭人體構造，親證持盈保泰之道。

好比一個人手中握著一個器皿，向裡面灌滿了水，它自然就要外溢，不如停止灌水，省去很多事兒。如果你的丹田已經內氣充盈，就不要再按原來的方法養氣了。

好比你懷裡揣著的，已經是非常鋒利的利器了，此時的火候（功夫）就不能再繼續磨礪它了，否則銳利的刀鋒已經很薄了，很

容易就會被磨掉。很多人修道沒有大成，就是因為不明白這裡面的火候拿捏。練功太貪功冒進，反而「過火」了。

所以明師們在帶徒弟練功時總會盯著這個「火候」，力圖戒了徒弟練功上的貪欲——貪功冒進的欲望！天道的規律，幾乎就是這樣：你捨棄的越多，得到的就越多。

練功到一定時候，全身會如太陽「烤」著，渾身沐浴在一片金光、玉光之中，「金玉滿堂」時，不可執著。就像世間的滿堂金玉，再執著死守，兩腿一蹬，照樣帶不去、守不住。

最要把持的是，從煉氣進入了煉光階段，渾身光彩照人，此時要學會藏才隱智，不顯山露水。如果像世間發財了的土豪一樣，「富貴而驕」，那功夫也只能到此為止了，這就是「沒文化，真可怕」——都是認識膚淺惹的禍。

等到大功告成了，金丹入腹，那時看上去反而如常人一般。這就是「功成身退」的持盈保泰的天之道。

釋尊云：「一切有為法，如夢幻泡影。」身體的各種氣、光等反應，本是自然不過的事兒，就如人間的富貴功名，終將化為泡影。何不收拾河山，讓生命真正的主人來「管」呢！

修真要旨

前面說到修道的應有心法藥方——厚德載物、上善若水。接下來講的是修真要旨。請看《道德經》第十章：

「載營魄抱一，能無離乎？專氣致柔，能嬰兒乎？滌除玄覽，能無疵乎？愛民治國，能無知乎？天門開闔，能無雌乎？明白四達，能無為乎？生之、蓄之，生而不有，為而不恃，長而不宰，是謂玄德。」

這一章，若非明師訣破，不容易明白這是修真要旨。

胡塗醫當年學《道德經》，光這一章的第一句話，師父就講了3天。在醫家的祕傳裡，訣破這一章的，是《悟真篇》的一首律

詩：「先把乾坤為鼎器，次將烏兔藥來烹。既驅二物歸黃道，爭得金丹不解生。」

◆元神與元精

「載營魄抱一」，能承載的，是俱足人類福德的人體，所載的，卻是我們的「營魄」——元神與元精。元神是玄德所在，其性為陽，輕、清、淨、易飛而上行，本自清淨。

元精為陰，重、濁、凝、易泄而下行。元神本來清淨，但後天的欲念一起就會打擾到它而使其散亂不安。因此養生修道，要寡欲、清靜，則元神自安，元精自固。

練功要旨，便是使營魄和合抱一，在清靜無為中，讓營魄無離，結成金丹。故《清靜經》云：「人能常清靜，天地悉皆歸。」

尚在肉眼凡胎階段的你我，難得一刻清靜，雜念紛飛，情感囂動，營魄無法抱一而散亂不堪。所以凡夫之神與氣自然不合，陰陽不交。

煉養要旨，便在於調和呼吸，專一於氣，使其柔和，若初生的

嬰兒般，綿綿若存，卻生命力旺盛無比。故曰：「專氣致柔，能嬰兒乎？」

◆祛除雜念，專氣致柔

調勻呼吸之後，下一步要做的功夫還是清靜心神，使其恢復先天本性。

怎麼個清靜法呢？先要洗滌清除心中的雜念，直到「淨掃迷雲無點翳，一輪光滿太虛空」時便可恢復先天圓明洞照的性體，宇宙大千，一覽無餘，是為「滌除玄覽」，彼時身心康泰，神氣相合，眼中哪還能見到啥瑕疵的東西呢？悠悠法界，盡在說法。「溪聲盡是廣長舌，山色無非清淨身」。森羅萬象，遍照無餘。故曰：「能無疵乎」。

有位網友曾在微信裡跟胡塗醫 Complained 說：「夫知之亦有之的境界我深信不疑，可是折騰了這些年，卻從未親身體悟過……」我不管她的言下之意是啥，若這是哪位高明的明師的弟子，光這句話就會被掃地出門了。

　　幸好我不做任何人的師父，所以還是客客氣氣回了幾句。其實你得問問自己：你呼吸調勻了嗎？你雜念下去了嗎？你轉凡夫識為虛空大定了嗎？你這些功夫都沒做下來，「折騰了這些年」也只是磨性、健身而已嘛，還想「知之亦有之」！修行可不是簡單信仰某個宗教的「封建迷信」活動啊……

　　修道，或者說內養的功夫，必須謹記自然無為。「入門」的下手處，就是專氣致柔，愛惜精氣，祛除雜念。

　　愛惜精氣，專氣致柔，祛除雜念，這就是身國同治，可惜很多修道的人並不懂個中奧妙。故曰：「愛民治國，能無知乎」。其心法乃無為而治，使心空、虛下去，心空、心虛了神才能自然安定，神安了氣自然聚。如此用功，神凝氣聚，自然營魄抱一。

　　內不動念，外絕邪侵，五臟六腑清涼康泰，百骸四肢，無不通達。故《陰符經》云：「食其時，百骸理。動其機，萬化安。」

◆營魄抱一，與道相合

　　進入了這樣的「高級」狀態（練功的高級階段），身心慢慢與

道相合，無為而無不為，自然生化孕育無限生機。

先天真如本性開啟，後天情欲妄念歇息清靜。此時再入世修煉，於搬柴運水油鹽醬醋間，也能運心應物，處處可見般若風光。

後天情欲妄念哪怕偶爾現前，亦可以先天覺性之真常破之，而不被其牽著鼻子走，不會像母馬一樣生小馬。故曰：「天門開闔，能無雌乎」。這一階段，也就是呂祖所言「真常須應物，應物要不迷。不迷性自在，性住氣自回。」

如此用功，心海圓明朗照，不為情染物牽，遍照山河，花枝春滿，天心月圓。此即「明白四達，能無為乎」。行功至此，乾坤為鼎器，心與天地一體無二，心生種種法生，心滅種種法滅。生命本源的能量，生生不息，不以為自有，心性慢慢走上了無緣大慈，同體大悲的菩提道。

順應自然因果法則，不人為干預事物。哪怕已躋聖位為眾人之尊長而不自以為主宰。丟棄小我，成就大我，放下大我，渡向無我。從而成就盡虛空遍法界無來無去無量功德⋯⋯故曰「生之、蓄之，生而不有，為而不恃，長而不宰，是謂玄德。」關於玄德的論述，後面的文章裡還會講到。

有利無用

　　修道要真正入門，得把功夫做到「載營魄抱一，能無離乎」，結成金丹，心現光明。社會上很多研究內丹的專家，很多人只是從「學術上」去研究，他們一輩子也結不成金丹。

　　社會上有不少傳授內丹功夫的人，自己連金丹大道的門兒也沒摸到，還自以為所練習的內丹功法是正宗，這是很讓內行人笑話的事兒。之所以研究了一輩子金丹大道還是無結丹、無胎息、無性光的三無人員，最重要的原因就是沒有傳承。用做學問研究學術的方法哪能整明白這種天人之學呢！

　　要做到「載營魄抱一」，老子在上一章裡已經講得很明白了。接下來的《道德經》第十一章，更是點明了心要放空，心中無物，無掛無礙，任運有無才可以。請看這一章：

「三十輻共一轂，當其無，有車之用。埏埴以為器，當其無，有器之用。鑿戶牖以為室，當其無，有室之用。故有之以為利，無之以為用。」

◆虛空之中，大有妙用

胡塗醫在前面的〈玄牝之門〉裡講到，「有」是本我的肉身，「無」是我的本來面目。兩者「同出而異名」。

古代木頭做的「車」，支撐其「車輪」的是 30 根支柱輻輳，這 30 根支柱共用一個「轂」——即車輪中心穿軸的孔。

車輪能負載轉動，全靠這個中空的「轂」，若沒有這個「轂」，車就不能用。

人體這輛車也一樣，血管經絡若不中空，焉能活命！再看那些用泥土、水燒出來的器皿，碗也好杯也好盆也好，雖然其底、壁等實體均十分重要，但是若其中間不空，也承載不下東西。

同樣，房子的牆壁、屋頂等堅實的外殼雖然也很重要，而其中空的室內才是住人的地方。無論是木車、器皿還是房子，它們之所

以能發揮其功用的共同原因，就是因為其「中空」——虛空之中才有無窮的妙用。

人體的四肢百骸、五臟六腑、五官九竅雖然人人不同，但「人」真正「有用」的，是主宰肉身的那個虛靈不昧的真我。你得懂得如何讓身心放空了，才能契入大道的妙用。

而醫家祕傳的大周天速成法，正是這個道理。由過來人在一傳一帶之間，一個晚上就可以把學生的身心放空，讓身體的「三十輻」徹底植入瀑布暴流般的能量，完成大周天的訓練。而社會上的那些內丹法，最少要花9年的時間。

以後有機緣，胡塗醫會在讀者中找些人來訓練。太上反覆叮嚀的是「有無」本無分別，但是要明白修煉得從有做起。好比木車的三十輻，器皿門窗房屋都是「有」，在有中空出「無」來，才可以發揮道的妙用。

◆靜心之道，動與靜相輔相成

經常有人問胡塗醫，練功如何才能靜心？我一般會「看菜吃飯」，看問的人究竟下過什麼功夫。

　　如果對方沒有好好「動」過，就靜不下來。在練功上來說，你動功練得不夠一定的「量」，靜功就沒那麼容易靜得下來，靜功的「質」就自然不好。

　　如果說動功是「三十輻」，靜功就是「轂」，車軸就是在中空虛無中才能運轉。為什麼那些一輩子聲色犬馬的土豪，一旦練功不用大半年就丹田生熱？因為他們之前「動」得夠多了，一心向道的話比小資們更容易靜下來，這也是物極必反的道理。

　　一般來說，練功修道，剛開始時，動功要占 7 成時間，靜功占 3 成時間，到了中級階段，動靜各半；到了高級階段，靜功占 7 成，動功占 3 成；到了超高級階段，則動靜一如……

　　這些本來都是醫道兩家的修行祕旨，胡塗醫說了這麼多，不知大家看進去多少？

難得放下

　　養生修道，要善於「使用」這個身體，又要不被這個身體所「利用」，特別是目、耳、口，最應該時時守護。魏伯陽真人在《參同契》裡說：「耳目口三寶，閉塞勿發通。」說的正是老子在《道德經》第十二章裡嚴重的警告：

　　「五色令人目盲，五音令人耳聾，五味令人口爽。馳騁畋獵令人心發狂。難得之貨令人行妨。是以聖人為腹不為目，故去彼取此。」

　　大道本來虛無靜篤，性體圓明，窈窈冥冥，無色聲香味觸法，但卻是生化天地萬物之本源。

人的真如本性本來契乎至道，但五色、五音、五味乃至各種畋獵、娛樂、酒色財氣、微信、微博、電視、電影等等把我們的真心遮蔽了，雖然我們有目能視、有耳能聽、有口能品，卻是如盲似聾不能體悟至道。

所以修道之人，只在意、追求內在虛靜清明的玄德，不會為眼目所騙，捨本逐末。不為外在的假相所迷，不追求難得之貨，放下身心，才不受其所累。

在練靜功時，有些人會出現不同的境界、幻覺，千萬不可以追逐、貪求。境界來時，應該安心氣海，存神丹田，攝心熄慮，用之不勤。

剎那生滅

　　老子老人家花了不少力氣闡明無用才是大用的道理，「有之以為利，無之以為用」，中文裡的「利用」恐怕就是這樣來的。有些親戚朋友偶爾跟我抱怨他們被人利用了，我常常安慰他們說被人利用才說明自己還有用，可喜可賀。

　　太上在《道德經》第十三章裡說：

　　「寵辱若驚，貴大患若身。何謂寵辱若驚？寵為下，得之若驚，失之若驚，是謂寵辱若驚。何謂貴大患若身？吾所以有大患者，為吾有身。及吾無身，吾有何患？故貴以身為天下，若可寄天下；愛以身為天下，若可托天下。」

　　寵辱不驚，是人生大境界。寵，就是 Spoiling，是偏愛、溺愛，意味著常常包含無原則的褒揚、讚美。

　　辱，就是 Insulting，是羞辱、斥責，常意味著厭惡、不欣賞。「寵辱若驚」，就是被人愛被人恨都「若驚」──好像有點慌。

　　受寵，一般是弱者、小的、位置低的才會有受寵的感覺，得到寵愛，像是有點兒驚慌，失去寵愛，也像是有點兒驚慌，這就叫「寵辱若驚」。故說：「寵為下，得之若驚，失之若驚，是謂寵辱若驚」。

◆「我」非歸屬「我」，而歸屬大道

　　我們凡夫俗子總把自己看得太重，把這個「我」看得重了，所有「我的」的東西──身、名、親、眷、屬、財、物等，都因為是「我的」而不能淡然處之。

　　這就是把這些「大患」當寶貝，彷彿真是身上一塊肉一樣，這就是「貴大患若身」的表現了。此外，還有啥叫「貴大患若身」呢？死死抱著一個觀念以為有個「我」、「我身」存在，這就是最

大的毛病。

作為凡夫的你我，難免會想，「我的身體難道還不是真實的嗎？有血有肉的，難道還是假的嗎？」老子、釋尊等過來人，在徹悟之後明白了一個真理，世間萬物，「莫不尊道而貴德」，遵循著大道的規律，時時刻刻都在變化，這些過來人看得明明白白！

我們的整個身體的架構，如果分解開來，就是由一堆非常微小的原子、中子、質子乃至更微小的粒子組成的，這些微小的粒子在不停地、快速地生滅著。發生在我們身體上的那麼多快速的、大規模的生滅，我們凡夫俗子卻渾然不知。

佛陀當年就說，每一個「剎那」間都有900個大規模的生滅。一剎那有多快呢？按照佛經上的說法，念頭一動的時間就是90個剎那，壯漢彈一下手指的時間就是60個剎那，一彈指等於1/20個「羅豫」（即20個彈指的時間是1個羅豫），20個羅豫為1個「須臾」，1夜1日為30個須臾，推算下來，一剎那為0.018秒。❹在這麼短的時間裡身體的細胞、粒子的大規模生滅就發生900次。

---

❹《摩訶僧祇律》卷十七：「二十念名為一瞬頃，二十瞬名為一彈指，二十彈指名為一羅豫，二十羅豫名為一須臾，日極長時，有十八須臾，夜極短時，有十二須臾，夜極長時，有十八須臾，日極短時，有十二須臾。」

◆肉身與萬物共同歷經生與滅

1960 年的諾貝爾物理學獎獲得者唐納德・格拉澤（Donald A.Glaser）教授，用他著名氣泡室（Bubble Chamber）測量出次原子粒子（即那些結構比原子更小的粒子，諸如質子、介子、夸克、膠子、光子等等），在一秒鐘內生滅了 10^{22} 次（即 1 後面有 22 個 0），這似乎證實了佛陀兩千多年前的說法。

我們的身體是一連串前赴後繼的粒子生生滅滅著的關聯事件（Event），每一堆新生的粒子都是在前一堆已滅的粒子的基礎上產生的，換句話說，它們是密不可分的，有一定因果關係的事件。

所以通過古傳中醫的身心訓練，人體當然可以起到翻天覆地的變化！當然，表面上看來，我們這個「我」似乎沒有啥變化，從 1 歲到 100 歲都是這個「我」，但這只是表面現象，一剎那一剎那都在變，一天天都在變，一年年都在變。

好比長江黃河，江河裡的水永不停息地向前奔湧，從未在河道中等著你，儘管長江黃河看上去似乎千百年不變，但是你 3 歲時看到的長江黃河，與 90 歲時看到的長江黃河，已經不一樣了，甚至上一秒鐘看到的與下一秒鐘看到的都不一樣。

我們的身體也一樣，並不是永恆不變的，它時時刻刻都在變化，彷彿江河裡的水，「逝者如斯，奔流不息」。所以說，並沒有一個一成不變的「我」（的身體），當然也沒有真正不同的「眾生」。

所以修道的人，從明道的那一刻開始，自我消融，「我」變得不重要（或者說不存在了），只有寂靜常樂。當然，明道之後，這個肉身還在，該吃飯還得吃飯，該睡覺還得睡覺，只是彼時的吃飯睡覺雖然與常人無異，但是已經解脫自在。自己做了自己的主人，自己創造自己的未來。

身體的變化是剎那不停的。有個不變的東西，卻是亙古不變的。「白頭霧裡觀河見，猶是童年過後心」。所謂寵辱，其實都是外來物種——是外界加到我們身心上來的。天地不仁，大道無情，我們的心本來清靜天真，對於寵辱，不動心，才易與道合真。

不要太把「我」當回事兒，尤其不要把「我」當成多麼尊貴的傢伙，這樣就可以避免心志去追求、攀附高大上的尊貴之境，這就相當於把這個「我」寄給了天下一樣。

如果太寵愛這個「我」，就會沉溺於對「我」的溺愛上了，那時就容易給自己很多的褒揚、偏愛，會追求天下的好東西來給

「我」，這就相當於把「我」託付給了天下了。

　　這一章裡的這幾句話，其實也是大白話，我曾經給 Sophie 說壓根兒就不需要翻譯。

　　醫家祕傳裡的注解，是用《老子》第五十六章：

　　「知者不言，言者不知。塞其兌，閉其門。挫其銳，解其紛，和其光，同其塵，是謂玄同。故不可得而親，不可得而疏，不可得而利，不可得而害，不可得而貴，不可得而賤。故為天下貴。」

　　這是用功的理法！不親也不愛才是大愛。

營魄抱一

養生修道，雖然說應該認識到這個「我」是假的，但是沒有它也是不行的。老子在前面《道德經》第十章說，人體承載運營著精氣神，如果能夠做到抱元守一，渾圓一體，把功夫打成一片，就是「載營魄抱一」。

營魄，說的是人的三魂七魄。三魂七魄，決定了人體作為一個「人」的所有言行舉止，它們像十兄弟一樣，分管人的眼、耳、鼻、舌、身、意。

三魂七魄，少了一個都不行，老百姓常說某人像丟了魂似的，說的還真是有些人的三魂七魄中的某一個跑丟了。如果把三魂七魄都丟光了，人就死翹翹了。

所以東晉的大神仙葛洪先生在《抱朴子》中說：「人無賢愚，

皆知己身之有魂魄，魂魄分去則人病，盡去則人死。」

佛教的經典在這方面沒有專門的論述，但是佛陀在《楞嚴經》中所舉「五十陰魔」，多半就是醫道兩家所講的三魂七魄所起的作用。從這個意義上來說，中國醫道兩家對人體的認識，在佛教之上！中國的老祖宗在實修實證的時候根據三魂七魄的「為人處事」的規律，給它們分別起了名字。

三魂分別名為胎光、爽靈、幽精。七魄分別叫做屍狗、伏矢、雀陰、臭肺、吞賊、非毒、除穢。胎光是指太清陽和之氣，爽靈為陰氣之變，幽精則為陰氣之雜。七魄則被認為是人體內的濁鬼。

◆人體之三魂

胎光

胎光，是人體的生命之光，是最主要的魂，它有強大的「光」，這個光就像現代科學所說的生物磁場，經過古傳中醫訓練的人，可以用「肉眼」看到。這才是真正的「望診」！

古代醫家給人看病，一般先看的就是這個「胎光」，如果一個

人的胎光丟失，就是所謂的「行屍走肉」，雖然其身體作為一個人體還能活動，但是在古代醫家看來已經是「死人」了。醫家判斷一個人的疾病是否有得治，就看其胎光是否還在，胎光泯滅，那就算神仙下凡也救治不了。

我前兩年認識一位瑞士物理學家，見其人特別聰明卻胎光晦暗，便常邀他來我辦公室喝茶，後來得知他得過嚴重憂鬱症，差點兒死掉，這正印證了古傳中醫所說，胎光為人體太清陽和之氣，此氣至關重要，古人說其「為人延壽添算，主命」。

爽靈

爽靈，古人說其是「陰氣之變」，決定一個人靈敏與否、反應快慢，同時決定一個人的天賦本能大小。爽靈若受傷害（俗話說的丟了魂了），人就變癡呆，但是其他一些方面卻又極容易表現得擁有驚人的天賦。前陣子看電視節目《最強大腦》，裡面有些心算特別厲害的數學天才，日常生活中卻遠不如正常人，有的甚至生活都不能自理，簡直像個殘疾人。

從古傳中醫的角度看，這就是其陰氣之變太過，太清陽和之氣不足所致。醫家祕傳的方法，打開靈台、靈墟、靈道等穴位進行采

氣和采能，可以讓人變得十分清爽靈慧，記憶力超群。

所以古人說其能「使人機謀思慮……主財祿」。當然，若是能「機謀思慮」，自然不怕賺不到錢，若缺機謀思慮，升官發財恐怕就不容易，這也是常理。只是，你一旦多用機謀思慮，難免耗神耗氣耗能，所以修道的人要看破放下就是這個道理，否則好不容易煉出來點兒東西三耗五耗就沒了，還拿啥去明道悟道呢！

幽精

幽精，古人說其是「陰氣之雜」，決定一個人的愛欲乃至性取向。很多人失戀之後痛不欲生，「累覺不愛」，就是傷了幽精。

有些人若青少年時期暗戀一個女生，最後由於父母或其它原因而不能在一起，若常常在心裡糾結這個人，慢慢傷了幽精，往往容易變成同性戀。在歐美有很多同性戀，很多人起初都是異性戀（當然，歐美的孩子很小就開始男女之事），後來卻變成同性戀。

這些年在歐美觀察下來，中國古人的說法是對的。這些人是傷了幽精了。現在雖然在全球很多先進地方同性已能夠合法結婚，但在古傳中醫看來，這雖然也「正常」（畢竟自古就有），但也可以說是某種「病」—— 是人體陰氣之雜異化所致，若有人想「治」

它，只要養好幽精就能好。

胎光與生俱來，非父母所生。爽靈和幽精為父精母血所生。這三個魂，藏在哪兒呢？《黃帝內經・素問・六節藏象論》說：「肝者，罷極之本，魂之居也」。《黃帝內經・素問・宣明五氣篇》說：「肝藏魂」。肝的藏血功能正常，則魂有所舍，肝血不足，肝氣虧損，則「魂不守舍」，嚴重者會出現幻覺、幻聽、夢遊諸症。

所以明朝大醫張景岳先生曾注解說：「魂之為言，如夢寐恍惚，變幻遊行之境皆是也。」

幾年前我見過一位網友，見其肝氣藏不住魂，喝茶時我不經意問起其父親情況，說其父親早年練氣功出了偏差，出現幻覺，後來已經往生，讓人心疼。我因此要其不可練習靜養類的功法，要她只管做正椎、晃海就好。

因為這類人，若遇某種激發（比如失戀、失業、股票虧損，或者多去一些不該去的地方等），很容易魂不守舍，出現幻聽、幻覺乃至精神問題。我頗為其擔心，希望這位網友能安心靜氣，多曬太陽，多練正椎。

三魂是三種「氣」，有些古書上把祂們形容為具備人的形象，根據胡塗醫的體證，祂們還真的有時候以「人」的形象出現，著衣

外青內黃，可惜我不會畫畫，要不真想畫出來給大家看看。人若無魂，便不成人了。

　　三魂七魄在人體進入虛空大定時可以體察到。一般人只有在深度睡眠時三魂才安歇，七魄則一直在「忙碌工作」著。

◆人體之七魄

　　七魄（屍狗、伏矢、雀陰、臭肺、吞賊、非毒、除穢），主管人的欲望與生命力。古人稱其為「濁鬼」，意思是祂們很不清淨，長了個「鬼樣」（問題是，鬼長啥樣？）。根據胡塗醫的體證，七魄的形象確實不太「喜人」，怪不得古人給祂們起的名字頗帶歧視色彩。

屍狗

　　屍狗，是像死狗一樣的形象。狗本來是警覺無比的，但死了就沒有警覺了。這個叫做屍狗的魄若出了問題，人體就會變得特別警覺，或者特別不警覺。

比如說，有些人一旦長途旅行就會有時差。那是因為空間、磁場改變了，屍狗不高興，所以變得特別「警覺」，有時連一點點亮光也會睡不著，甚至連手錶的秒針聲也會影響睡眠。然而有些人卻啥時候都能呼嚕呼嚕不斷，睡得像死狗一樣，就代表這些人的屍狗之魄十分不「警覺」。

伏矢

伏矢，是樣子像一根沾滿臭狗屎的利箭一樣埋伏在下面的魄。人體吃了五穀雜糧之後，脾胃吸收、運化水穀精微，汙濁無用之物便要通過前後陰排出去。伏矢主要就是管理這個工作。人若惹惱了祂，比如暴飲暴食，你的腸胃就要成為眾矢之的。

雀陰

雀陰，這個魄估計就是佛經上說的吸精血鬼神，祂主要負責人體的生殖功能。惹了祂，男人容易動不動就遺精、漏精，女子則表現為白帶過多，性慾過旺等。失精過多容易精神不足（精、神），精神不足就容易為外境所干擾，若無禪定、願力等加持，就容易出問題。

臭肺

臭肺，一個人若六根妄動，心念不息，臭肺就出來搗亂。修道的人，若能念住、息住、脈住，肺就真的得到休息。所以休歇六根，息止妄念才是重中之重的功課。

吞賊

吞賊，人體的結石、腫瘤、癌症，全是此君所為！你不小心惹了祂，祂就會吞噬人體的生命精華。《黃帝內經》說「虛邪賊風，避之有時」，醫家的真傳就是要避開此君！那麼要如何避祂呢？「有時」二字其實已經說明──祂出來時你便禪定或睡覺，所以要早睡早起。

非毒

非毒，這個名字聽起來似乎很歹毒。毒，在古漢語裡是「厚」的意思，厚積薄發的厚，就是毒。《道德經》講的「亭之毒之」也是這個意思。神、氣若能凝在一起就是「厚」。

小孩子神氣遠比成年人容易凝合成一片，神氣若能「合」其厚，則如太陽光凝聚在凸透鏡一樣能生光點火。故老君曰：「含

德之厚，比於赤子。」魏伯陽真人曰：「陽燧以取火，非日不生光。」這位叫做非毒的老兄，就是非要讓人體神氣分離，不讓其打成一片，不讓其變厚。

除穢

除穢，根據胡塗醫的體證，這位除穢兄的上班時間是晚上9點～11點，這就不奇怪了，亥時，人體最需要睡得像頭豬的時候，你不睡，除穢君無法出來除穢，祂肯定要收拾你嘛。所以胡塗醫曾說「這個時辰最好能睡得像頭豬」。❺

這七個魄，聽起來形象欠佳讓人害怕，其實都是我們自己身體裡的「鬼」？我們光鮮的儀表下，埋伏著7個嚴厲無比、高度「殘疾」的自我。

所以人要懂得時時因天之序，合道而行才不得罪祂們，說到底，還不是要淨化身心為上？我們每個人真的該多多反省啊！

七魄藏在哪兒呢？《黃帝內經・素問・六節藏象論》說：「肺者，氣之本，魄之處也。」很多人根據這句話就以為七魄藏於肺。

然而《說文解字》說：「處，止也。」可見七魄只是止於肺，

---

❺ 請參閱胡塗醫著《問道中醫》第五篇〈二十四小時如何過──亥時養「三焦經」〉。

而非一直居住在肺。根據胡塗醫的體證，七魄常常藏於人體7個重要部位，這些部位與佛教密宗的7個脈輪所在部位高度吻合，如靈台穴、靈墟穴、靈道穴。

順便說一下，佛教諸多典籍均提到人死亡後，中陰身每7日為1週期，即每7日都有一次投胎轉世的機會，所以每7日要為亡者做七、誦經、超度，直到七七四十九天後若未得度，才落入鬼道。

《華嚴經》、《俱舍論》、《西藏度亡經》等經典可供參考。清代著名醫家劉一明先生在煉丹有成後說：「魄者……生後七七四十九日而始全，死後七七四十九日而始滅。」

咱們老祖宗早早就知道人的真正死亡是在人身亡故後49天後，三魂七魄才完全離開。所以中國人有「頭七」乃至滿七七祭奠往生者的習慣，便是由此而來。

「載營魄抱一」，就是要把這三魂七魄都凝練到一起，讓其成為載道之器。

阿彌陀佛。

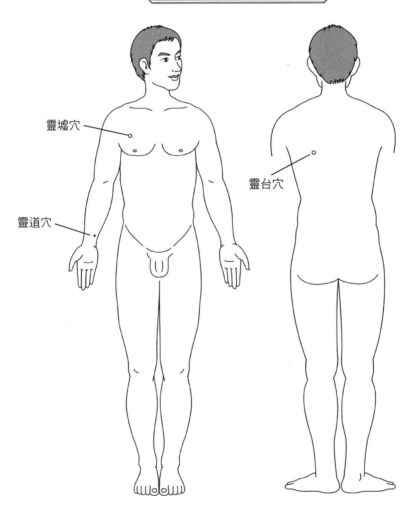

藏有三魂七魄的穴位

靈墟穴

靈台穴

靈道穴

靈台穴：位於人體的背部，當後正中線上，第 6 胸椎棘突下凹陷中。

靈墟穴：於人體的胸部，當第 3 肋間隙，前正中線旁開 2 寸。

靈道穴：位於前臂掌側，當尺側腕屈肌腱的橈側緣，腕橫紋上 1.5 寸。

求道解惑 Q&A

Sophie：

謝先生！先生寫的這篇可是聞所未聞，太厲害了。又想先生多說點，又怕先生說了太多祕密。

胡塗醫：

現在能看到這些真傳的人多半是這方面比較有福緣的，冥冥之中自有天意！

水滴兒：

先生，我大姐夫正好是7月1日往生的。在六七的最後3天，我經人指點，開始給他每天誦3部地藏經，結果誦經後第3天晚上即8月12日晚，做夢夢見一剛出生小男孩。那個指點我誦經的人說是他已投生人道，這種說法可信嗎？叨擾先生了。

胡塗醫：

也許可信，也許不可信，也許沒有也許。祈願他上品上生，離苦得樂吧！阿彌陀佛。

執古之道

老子在《道德經》第十四章裡再一次闡述「道」長啥樣，如何修證才能「見道」、悟道。太上曰：

「視之不見名曰夷，聽之不聞名曰希，搏之不得名曰微，此三者不可致詰，故混而為一。其上不皦，其下不昧，繩繩不可名，復歸於無物。是謂無狀之狀，無物之象，是謂惚恍。迎之不見其首，隨之不見其後。執古之道，以御今之有。能知古始，是謂道紀。」

所謂「夷」，就是平坦、平易、簡易的意思。那個萬物之宗主雖然「視之不見」，但它卻是如此之「夷」、如此簡易、平實。老子在後面還再次提及說：「大道甚夷，而民好徑。」大道本來就至

簡至易，我們凡夫因為還未明道，所以容易根據自己的喜好和習氣，把簡易無比的大道整得很複雜。

「希」，就是稀少、稀薄，言其無形如虛空。「微」，為精微、細微、細小。夷、希、微，均言大道本具之素樸、無形、無色、純粹、自然、清靜。用我們的眼、耳、鼻、舌、身、意，當然「不可致詰」。無色無聲無物，當然就不可見不可聞不可感不可知了。

◆遏止妄念，方能見道

如何才能「見道」？顯然就得先收攝眼、耳、鼻、舌、身、意六根，歇止妄念了。這與《心經》所說「無眼耳鼻舌身意，無色聲香味觸法」異曲同工！

在醫家的傳承裡，明師們總會要求弟子們爛熟《道德經》，就是因為這短短五千言，彷彿茫茫苦海裡的燈塔，可以指引我們航向覺悟的彼岸。

老子在《道德經》裡多次慈悲叮囑我們「道」大概長啥樣，如

何修證它。上面這些話：「其上不皦，其下不昧，繩繩不可名，復歸於無物」，在《道德經》第二章裡也有提及：「有無相生，難易相成，長短相較，高下相傾，音聲相和，前後相隨」。

獨立不改，周行不殆的大道，本是清靜圓明之體，它有無相生，長短相較，高下相傾。換句話說，大道非上非下，非長非短，非高非下，不明不暗。

它陰陽不分，清濁並包。所以哪怕在其上，也不可見皎潔之光，在其下亦不可見其蒙昧之暗；它寂兮寥兮，綿綿若存，不可名狀；它有又無，無又有；它「色即是空，空即是色」。故曰：「其上不皦，其下不昧，繩繩不可名，復歸於無物」。

大道虛而不虛，沖而不沖（因此天下叫「沖虛觀」的道觀特別多），似空非空，無形無狀，無名無相，無體無相，若要勉強瞭解它，惟有進入恍恍惚惚，窈窈冥冥的虛空大定方可察知。

明道之人，從彼岸看此岸，無處不大道。它性體圓明，如環無端，無頭無尾，無前無後……若想從「前面」見它，迎不到其首，若要隨之於後，亦見不到其尾，但它明明白白就在「那裡」，就在「這裡」，它在「過去」，也在「現在」，還在「未來」，大道無時無處不在！大道亙古長存！

故曰：「是謂無狀之狀，無物之象，是謂惚恍。迎之不見其首，隨之不見其後。執古之道，以御今之有。能知古始，是謂道紀。」天地之始，其無名，天下有始，其為天下母。

故老子在《道德經》第一章裡強調：「無名，天地之始。」在五十二章裡，再次強調：「天下有始，以為天下母。」太上所言「執古之道」，其實也是「執今之道」，這個「古始」之道，本來就是天地萬物的本始和綱紀。

從這一章可見，一切非簡易、簡單的方法都難以明道！一切無法讓人進入恍惚、窈冥虛空大定的練功都是耍流氓。

順便說一下，根據胡塗醫的師傳，這一章裡的「搏之不得名曰微」，「搏」字應念做「搏」。陳搏老祖號「希夷先生」可以為旁證。

耳目所欺

太上反覆告誡「五色令人目盲，五音令人耳聾」，畢竟「道」是夷、希、微——不可見、不可聞、不可搏，無色無狀，無名無相。

因其「無」，故哪怕在九天之上，道也不為天人所見，其皦然性體不被染著。哪怕在九泉之下，道亦不為下界眾生所見，更不因地處蒙昧晦暗而損其圓明清淨。

我們還沒有悟道的凡夫，總為眼目所欺，哪裡能夠見道、明道呢！而體道之士，則不然。老子在《道德經》第十五章裡接著說：

「古之善為士者，微妙玄通，深不可識。夫唯不可識，故強為之容。豫兮若冬涉川，猶兮若畏四鄰，儼兮其若容，渙兮若冰之將

釋，敦兮其若樸，曠兮其若谷，渾兮其若濁。孰能濁以靜之徐清，孰能安以久動之徐生。保此道者不欲盈。夫唯不盈，故能蔽不新成。」

◆有道之士的處世哲理

上古那些善進道修道者，「微妙玄通，深不可識」。所謂「微妙」，從《道德經》第十四章裡，我們知道，道「搏之不得名曰微」，大道無形無象，無色無臭，無名無相。❻

所以上古那些體道、明道的大德，效法大道，潔淨精微，世出世間，均通達無礙，其修養境界，遠非我們凡夫所能認識。有道之人，難道不該是「仙風道骨」，一眼能看出其與凡夫的差別嗎？怎麼就「深不可識」了呢？

——那是凡夫見，非聖者見也。善為士者，乃有道之士。他們懂得順應大道，時時處處潛修密行，哪裡是你能輕易看得出來的呢！他們恬淡清靜，行不言之教，怎麼會輕易以真面目示人呢！

---

❻ 請參閱第二篇〈執古之道〉，P.118。

正是因為他們如此「深不可識」，不輕易為外人所知，加上他們萬法通達無礙，在黑為黑，在白為白，難以為凡夫所認知，所以太上慈悲，勉強對他們進行了一番描述、形容以啟示後學。故曰「微妙玄通，深不可識。夫唯不可識，故強為之容」。

有道之士，不會肆意妄為，他們世出世間，待人處事，如《周易》之既濟卦象般，小心謹慎，生怕冰凝火上，一足上去就陷入進去了。所以他們會自然持守清淨戒法，彷彿冬天涉過結冰的大河，步步都在當下，不打妄想，不起無明。❼ 故曰「豫兮若冬涉川」。

這些有道之士，由於時時活在當下，性體圓明，與道相合，他們動靜自然，所以無論獨居還是處眾，總能心心念念，觀心自在，與道合真。

所以他們表現出來的一言一行，均有無限的般若風光。舉目揚眉，行住坐臥，處處有道。自然而然，不違背大道天理。因此他們猶如四鄰八村的人，都在身旁監視著一樣守護自己的每一個當下。故曰：「猶兮若畏四鄰」。

上古時期的這些有道之士，儼然起來，好似賓主互相恭敬一般嚴肅認真，端嚴周正。故曰：「儼兮其若容」。當他們處於塵俗之

---

❼《周易・既濟》：「水在火上，君子以思患而豫防之。」

中，總能保持無留無滯不染不著，其每一個當下均如冰遇驕陽，潤物細無聲，不著痕跡。故曰：「渙兮若冰之將釋」。

　　有道之士也許人情練達，也許未經世事，不管如何，他們時時刻刻活在當下，其本來的天真性體，至純至樸，彷彿玉之未鑿，敦厚渾全。因為他們心地明明了了，虛靜安然，猶如空空的山谷，無所不包容接納於當下！

◆與光同塵，與道同起

　　他們與道同起同眠，渾然一體，沒有分別，「為天下渾其心」。有道之士，必定深知大道，其性體圓明朗發，湛然了然，道在物中，物在道中，與天地萬物渾然一體，哪怕混跡於紅塵，也和其光同其塵，了無分別。故曰：「敦兮其若樸，曠兮其若谷，渾兮其若濁」。這個「濁」，是和光同塵之意，但與凡夫的心念處於沉淪之濁不同。若能除盡後天的妄念無明，就能蕩滌塵俗汙濁的染著，使其心恢復先天的虛明圓淨，好比混濁的水經過時間的沉澱之後變得清晰可見。

　　所以有道之士，身處塵俗之中而能與道同眠同起，順應天道，自然無為而無不為，不染不著，無滯無留。此謂「濁以靜之徐清」。誰能做到呢？只有那些時時刻刻活在當下的有道之士唄！這該是多麼解脫的境界啊！

　　上古的有道之士，與現在的有道之士，其實並無二致。他們雖然身處世俗事務之中，但是心繫法界。故能舉止自如，合乎至道。因此其身自安，先天一炁，自然而然從虛無中來。

　　寂兮寥兮，久久安住當下，則心自安自定，如此用功，則法輪常轉，不假一法而萬法俱全！不需養生而自然生生不息。故謂：「安以久動之徐生」。

　　想養生修道的人，如果能夠保持其向道之心，時時刻刻活在當下，每一個念頭都清清楚楚，每一個動作都般若朗發，則可韜光養晦於「為無為，味無味，事無事」的清淨無為之境。

　　明道之後，自然而然「為而不恃」、「功成弗居」、「長而不宰」，其玄德則深矣遠矣！至此則功行自然圓滿，破舊也好，流弊也罷，在其道中無不如新成顯達。都在自性中成就。故曰：「保此道者不欲盈。夫唯不盈，故能蔽不新成」。

　　老胡曰：「古今善為士者，不為耳目所欺焉。」

求道解惑 Q&A

蓮花緣生：

先生，在此世上，明道人多嗎？謝謝先生。

胡塗醫：

多少有些吧，我也不清楚，我自己也沒有明道。

虛空大定

大道夷、希、微，故不可視、不可聞、不可搏。那麼我們如何體悟大道之微妙玄通呢？在上一章裡，老子通過對上古那些有道之士的描述，讓我們略窺其要。

普通人的一生，總為耳目所欺。哪怕是許多禪門老參，若無法體解大道，亦復如是。

◆放下執妄，得聞大道

唐朝的神贊禪師，早年在福州大中寺出家，後參訪百丈懷海大師而悟道。悟道後的神贊禪師掛念自己的剃度師父還未悟道，因此

回到大中寺去。其師問他出外參訪學到啥，他說啥也沒學到。因此他的師父就讓他繼續在廟裡幹些雜活兒。

直到有一天，他師父洗澡，命神贊禪師幫其搓背（古代的師父們真懂「磨」徒弟們啊）。禪師搓著師父的背說，「好一座佛堂啊，可惜了裡面的佛並不顯聖！」

其師回頭看了這個徒弟一眼。古靈神贊眼明手快，緊接著說，「這尊佛雖然還沒有顯聖，但是他畢竟也有佛的光輝呀。」其師聞言，若有所思。

後來又有一天，其師在窗下看經，恰好有一隻小蜜蜂在不斷地衝撞窗紙，卻怎樣也飛不出去。

禪師見了這個情景，馬上話裡有話對著他師父說，「世界如許廣闊，明明有空空門路你卻不肯出，偏偏要鑽這個百年舊紙，你這樣鑽下去，驢年馬月也鑽不出去呀！」

見其師有些遲疑，禪師隨口說了一個偈語：「空門不肯出，投窗也大癡。百年鑽故紙，何日出頭時。」

他師父畢竟是禪門老參，知道這個徒弟參訪回來總是話裡有話。便問他，「你出外參訪了些啥高人啊？」

禪師見家師開始問道了，便直言相告說，「我在百丈懷海大師

那裡受其指點而開悟，所以特地趕回來，想報答您慈悲接引我的剃度之恩。」

其師聽了，馬上命大眾設齋供養，請這位已經悟道的徒弟上座說法。神贊禪師也不客氣，登座舉唱百丈大師的禪門宗風道：「靈光獨耀，迴脫根塵。體露真常，不拘文字。心性無染，本自圓成。但離妄緣，即如如佛。」

其師聞之，言下大悟。感動得不行，感嘆說，沒想到我這麼一把年紀了還能通過自己徒弟的開示得聞大道啊！ ❽

我們之所以不能體解大道，便是因為執著於妄心之路，如蒼蠅飛蛾蜜蜂般，明明有條大道不走，偏偏要往紙窗上鑽。所以後人寫了一首禪詩說：「為愛尋光紙上鑽，不能透過幾多難。忽然撞上來時路，始信平生被眼瞞。」

---

❽《指月錄‧卷十一》：「本州大中寺受業。後行腳。遇百丈開悟。卻回受業。本師問曰。汝離吾在外。得何事業。曰並無事業。遂遣執役。一日因澡身。命師去垢。師乃拊背曰。好所佛堂。而佛不聖。本師回首視之。師曰。佛雖不聖。且能放光。本師又一日在窗下看經。蜂子投窗紙求出。師睹之曰。世界如許廣闊。不肯出。鑽他故紙驢年去。遂有偈曰。空門不肯出。投窗也太癡。百年鑽故紙。何日出頭時。本師經問曰。汝行腳遇何人。吾前後見汝發言異常。師曰。某甲蒙百丈和尚指個歇處。今欲報慈德耳。本師於是告眾致齋。請師說法。師乃登座。舉唱百丈門風曰。靈光獨耀。迴脫根塵。體露真常。不拘文字。心性無染。本自圓成。但離妄緣。即如如佛。本師於言下感悟曰。何期垂老得聞極則事。」

◆保持正念，不起無明妄想

在《道德經》的第十六章裡，太上進一步指出，修證虛無大道，非進入虛空大定不可，請見《道德經》第十六章：

「致虛極，守靜篤。萬物並作，吾以觀復。夫！物芸芸，各復歸其根。歸根曰靜，是謂復命。復命曰常，知常曰明。不知常，妄作凶。知常容，容乃公，公乃王，王乃天，天乃道，道乃久。沒身不殆。」

大道虛無圓明之體，惟有通過「致虛極，守靜篤」的虛空大定方可望體察。常人由於妄心作怪，為耳目所欺而不斷生養煩惱妄想。「五色令人目盲，五音令人耳聾」，我們自以為耳聰目明，殊不知其實正是活在貪戀外境的盲聾之中呢！

老子曰：「同於道者，道亦樂得之。」常人欲體至道，非得進入虛極靜篤的虛空大定不可。常人總活在妄念無明之中，七情六欲恣意妄為。

這次的7月之旅，胡塗醫在阿爾卑斯山上帶領大家「行禪」時

常喊的一句話就是「提起正念，觀照腳下，不起無明妄想」，這正是太上返本復命的功夫。

平時我們心心念念都在無明妄想之中，世上萬物品類，皆可在心中一遍遍閃念而過，雜念一個接一個，這樣的妄念，就是太上所說「萬物並作」，提起正念，就是要返本還源，返情歸性，復守生命之本初。這就是「以觀其復」，順應天機，因循生命本源。醫家千年祕傳的虛空大定，便是如此用功，「用其光，復歸其明」。

人的念頭雖然千差萬別複雜萬端，一如世上萬物各品其類，但通過「勤而行之」的知行合一修煉，終歸會重回寂靜常樂的生命本源。故曰：「夫！物芸芸，各復歸其根。」

這個寂靜常樂的本源，也是無染無著無形無象的大道本體。猶如春花秋葉，終歸有一天要歸根復命，「零落成泥碾作塵」，終歸要「化作花泥更護花」。

各種複雜萬端的念頭，其背後都有一個主宰，七情也好，六欲也罷，只需一心靜篤，便可降伏，使其回歸本根。這個歸根的功夫就是一個「靜」字，故曰：「歸根曰靜。」心一靜，即可見生機勃發，萬化安然。

故《陰符經》云：「動其機，萬化安。」佛門也說「若人靜坐

一須臾，勝造恆沙七寶塔」。老子更說「靜曰復命」，虛空大定的深度入靜，本身就是無量的功德！

所以大家別小看了阿爾卑斯山的短短幾天，我們幾十號人馬每天放下萬緣，行住坐臥都在進行著修復生命能量的入靜功夫，這是有無量功德的善行！

能夠使我們的妄心歸根復命，這個非常之功，就是在行宇宙常道。太上曰：「道可道，非常道。」故曰：「復命曰常。」能夠心心念念精進用功修靜者，終歸有一天會明道！故曰：「知常曰明。」

如果不懂如此用功修行，反而肆意妄為，快利耳目，就是不懂「同於道」者，必定無法回歸清淨無為的真常大道，那就會像樹木斷了根一樣有凶患。如《周易·復卦》所云：「迷復，凶。」故曰：「不知常，妄作凶」。

◆自然無為，至清至淨，至虛至靜

懂得守住這個虛極靜篤之真常之道，則能與虛空一樣大定、

與虛空同體而「心包太虛，量周沙界」，無所不容。故曰：「知常容」。

我們人人本具的真常性體，虛無圓明，心同太虛，定等虛空，自然觀天上天下如己身，無有人我眾生壽者諸相之差別，自然無喜惡愛憎之妄念分別，寂淨常樂，無私無妄，故曰：「容乃公」。

一個人的修養功夫至此，便懂得順乎自然而為，因天之序，合道而行，先天真一之氣，自然從虛空中來，不奪不取，不采自來，如《陰符經》所云：「天之至私，用之至公」，如此自然而然，無私無妄，無為而治，正是內聖外王之德相，故曰：「公乃王」。

真正的王者之風，應該是萬物生殺一任自然，如《陰符經》所言「天生天殺，道之理也」，順應天道而行，故曰：「王乃天」。宇宙真常之大道，虛無恬淡，自然無為，至清至淨，至虛至靜。

所謂「天下有始，以為天下母」，她是天地萬物之宗主，她靈光獨耀，迴脫根塵，體露真常，不拘文字，無染圓成，無來無去，如如不動，歷萬劫而不滅，經千秋而不壞。故曰：「天乃道，道乃久，沒身不殆」。

故要體悟大道之微妙玄通，非得進入虛空大定行寂靜常樂的歸根復命之功不可！老胡曰：「老子之言，釋尊所教，是一非二。」

瑞士之旅

　　佛陀在《華嚴經》裡讚嘆「信」的功德說：「信為道源功德母，長養一切諸善根。」太上在《道德經》第十七章裡更是大呼「信不足焉，有不信焉」。我們來看看老子怎麼說：

　　「太上，下知有之。其次，親而譽之。其次，畏之。其次，侮之。信不足焉，有不信焉。猶兮其貴言。功成事遂，百姓皆謂我自然。」

　　大道如此平易平實，我們還沒有明道的人，總是難以體會，人在道中卻不知道，時時抱道而眠卻不知「道在何處」，或許就像水裡的魚兒一樣不知道自己在水中吧。

所以這第一句「太上，下知有之」，很多版本是「太上，不知有之」，這也說得通。好比瑞士這樣小國寡民的地方，由於其政治實行了徹底的全民民主，你在蘇黎世街上隨便問一個瑞士人，蘇黎世州的州長叫啥名字，大多數的人都回答不出來。

很多瑞士人一輩子也不知道自己國家的歷任「總統」究竟長啥樣。不像咱們偉大的社會主義中國，CCTV 幾乎是各大領導的微信朋友圈般，怕老百姓不知道他們的行蹤，每天在新聞時間裡狠刷存在感。

◆天人合一，我與萬物皆同於道

歷代注家，很多把「太上」注解為「上古」。這是錯誤的。老子為何叫做「太上老君」？不正是因為他寫了《道德經》嘛！太上，就是「道」！

《周易》說「形而上者謂之道」，太上就是形而上之道。這個形而上的大道，很多人不知道其存在，尤其是高級知識分子，他們往往相信「科學」，不願意瞭解、思考這種超乎科學的東西。反而

是那些沒啥學歷的老實人，他們往往更容易知道大道的存在。

好比鄉下的老大媽，懂得「舉頭三尺有神明」，敬畏天地萬物，她們雖然沒受過啥文化教育，卻知道「有個東西」存在，所以要小心做人。這就是「太上，下知有之」的道理。

當然，像瑞士這樣的國家，民心還算淳樸，風俗也比較簡單。全民民主的社會，國家領導人就不必耀武揚威於老百姓間，老百姓乃至各級官員也自然不必對上面點頭哈腰，舉國上下，相忘於江湖。老百姓雖然知道有個聯邦政府在，也就只是「知道」而已，沒有上欺下瞞。這樣反而與道暗合！

本著真常的自然無為，順天理，應民情，從而天下大治！這個小國幾百年沒有戰火，恰恰暗合《道德經》裡「不爭」的精神！這次的瑞士阿爾卑斯山之旅，元和潤同學帶來的朋友多次跟我提起說：「沒想到老子的智慧在遙遠的瑞士得以體現出來。」這是很有悟性的！

老子在《道德經》裡，多次提出「鄉」、「國」、「天下」等概念，其實這是「身國同治」的方便說法。

養生修道，亦與治國安邦無異。最應「下知有之」──知道：「道在我中，我在道中，天人合一，我與萬物皆同於道！」心心念

念合於至道，何愁大道不成天下不定呢！

我們本來人人就俱足大道的妙用，俱足如來智慧德相，俱足真如本性。由於後天無明泛起，逐漸為情欲所牽，好比天下本來大治，由於政客的貪婪，民心的貪求，使本來淳厚的世風泯滅，因此才需要像孔老夫子這樣的聖人出來推崇賢能（而這恰恰是老子所詬病的）。

上古聖人治天下，總是本著自然無為之玄德，為無為，事無事，使萬民一心，民不知天下治而天下大治，有聖君而民不知有聖君。養生修道亦如此，本來清清靜靜，轉身即是，當下即是！

只要化萬念於一念，當下那個光明朗發的東西即是呀！卻偏偏要搞出許多繁雜的方法來，人們才能「依教奉行」。

◆心中有道，親之譽之

2016 年 7 月的阿爾卑斯山之旅，我在最初「相約」通知〈暑假，阿爾卑斯山辟穀，采能，辨別草藥，約嗎？〉裡提到這次「選修課題」之一是請李老晚年的關門女弟子孟老師來講女丹法。

　　我與孟老師的師承雖然有李老的淵源，但是我之所學醫家金丹大道與李老的丹法傳承是完全不同的兩個路子，特別是女丹法，我是純爺們兒自然也沒煉過——所以我這次特別給了孟老師整整1個小時的講課時間，讓她和大家結個善法緣。希望大家珍惜！

　　這次上課期間有人問我，練習丹法還需要同時練習虛空大定嗎？學習古傳中醫功法都很簡單，但是聽孟老師講的丹法還是挺複雜的。越上層的功夫越簡單才是，對嗎（此篇文章收錄在古傳中醫論壇中〈duo_mi_nuo的日記：古傳中醫瑞士之旅〉）？我給他的回答很簡單、很肯定。

　　孟老師所傳的丹法來自李老，我與李老有師門的淵源，所以這次大家所學到的虛空大定與內丹法可以同時練習，不衝突。大家儘管安心習練好了！哪怕是毫無淵源的方法，只要你一心在道上，「下知有之」，就可以了，哪來那麼多廢話呢！

　　如果能夠真的「下知有之」，心心念念，綿綿密密用功，自然合於至道。做不到了，就只能「其次，親之。其次，譽之。」多多與道親近，多多讚譽大道，生起希求心！如此這般，於是乎，各大宗派慢慢地就搞出許許多多「形式主義」的東西，慢慢就變成了宗教了。

親之、譽之，復不可得，則會「其次，畏之」了，那時什麼親近心、希求心、讚譽心全泯滅了，只剩下畏懼心了。畏懼久了，覺得道亦無道，就罵娘不再相信了，這就是「其次，侮之」。

所以當初一些人狂熱地在新浪博客上對胡塗醫「親之、譽之」，馬屁拍得山響。我就知道終歸有一天他們會「畏之、侮之」把胡塗醫罵個透了。這是為啥呢？這就是因為「信不足焉，有不信焉」。信念不正，自然信心不足，信心不足，信念難自正。

我們本來人人本具大道的妙用，如來的智慧德相，可惜因為起了無明，脫離了清淨無為，破壞了淳樸、敦樸之心，心內缺誠，心外缺信。

我們已經無法做到悠然自得、不去隨意干擾萬物、不去干預事物發展。所以若要通過貴言教來取信於大道，就像要用領導人的新聞強刷朋友圈一樣，無法真正治理好國家。故曰：「猶兮其貴言」。

若統治者要使天下太平，必須行無為而治之政，尊崇自然，崇尚無為。敬畏天地，恢復淳厚之風。只有如此，才合乎至道。

萬民應該讓其自由發揮其特長，讓他們根據自己的慧根、業力來行持，如此「為無為，事無事」，才能「功成弗居」，這樣的社

會真正合道了、和諧了，才是真正的治國安邦功成事遂了，這就要求社會能讓老百姓人人都能發揮特長，人人合乎自然之道。故曰：「功成事遂，百姓皆謂我自然」。

養生修道當然亦復如是！還未明道的我們，處「下」，當知有道存在，「下知有之」，真實存在，真實可求！然後卯足勁兒求道。利根之人，轉身即是，當下便是極樂，不假另求解脫！

中根之人，只能親之、譽之。下根之人，難免畏之，甚至侮之。這都是信念不正、信心不足之故。若人們能明白這個道理，那麼就應該反觀自省，看看自己根器何在，猶其貴言，廢話少說，默默用功，哪天功成事遂，金丹已成，自然斷生死流，明道悟道。

祝福大家秋安！

〈求道解惑 Q&A〉

大頭娃娃：

所謂「金丹」就是一種「能量」，記得先生在哪篇文章裡好像
說過，就像「核反應爐」一樣，不是說非要道家的「修丹法」
才能煉成！是嗎？那些成仙得道的古聖先賢們都用的不是同
一種法門，但結果卻是一樣的，我們現在學習古傳中醫，也是
一種修道的方法，所以說，條條大路通羅馬，只要我們堅守信
念，勤修苦練，一定會有開悟成佛成道的那一天！是嗎先生？

胡塗醫：

醫家先天金丹大道之修煉程式，我在課堂上講了。第一步就是
成就金丹，無極而太極。然後再行金液還丹、九轉七返大還丹
之功。這才是上古傳承下來的金丹大道，非李老所傳的內丹養
生術，更與當今世上所流行的內丹功天差地別。

醫家的金丹大道古法，黃帝《陰符經》已理法兼備，老子《道
德經》也其言甚詳。這些我在 2016 年 7 月的課堂已公開了。

用醫家先天金丹大道修煉成的金丹，只是第一步功夫，的的確
確類似核反應爐般擁有截斷生死流的智慧、能量。它是頓法，
適合福緣具足的上根之人。

這次參加的雨真小朋友，在經過我 13 分鐘的訓練之後，就找

回了這條路，我稍一點撥，她就已經能做許許多多各類養生大師們所做不到的事情了，比如看到經絡穴位、抗擊打、意念斷牙籤等等神乎其技的超凡入聖的事兒。這可以說是驗證一個人是否得金丹真傳的試金石。

當然，這些都是金丹的巨大能量的外在表現形式而已，成丹之後，看到自己的本來面目，生死解脫，這才是中華民族老祖宗從上古傳承下來的真正「國寶」。

通過禪修獲得的開悟者，根據我的觀察，這一步之功等無差別，只是他們不是通過丹道修煉，各種醫道「技能」就未必掌握，好比一個人學的是物理專業，讓他學 IT 不難，但畢竟不是 IT 專業出身，不會程式設計等 IT 技術也是情理之中。現在這個時代禪門悟道的大德不容易遇到，但若你福德因緣具足，還是可以遇到的。畢竟真正的正法道場也還會有悟道的聖者。

StevenZhang：

請教先生為什麼金丹可以截斷生死流呢？一直以為太息可以止妄念。

胡塗醫：

金丹成就了即是明心見性，找到自己的來時路了，自然就可以斷生死流了。

143

獨釣：

看先生說到雨真小朋友，才敢借此話題斗膽問先生：現在國內有一些機構和個人教授給小朋友開發特異功能，跟古傳中醫能沾上邊嗎？

去年夏天我也給我家小孩開了，雖說很成功，能透視撲克和自己的身體，還有和書本溝通，但不知怎麼回事，倒楣事一個接一個來，除了自己的福德修不夠，還有其他更能說得明白的原因嗎？停練了、忘掉了也不行？應該怎麼破解彌補呢？先行叩謝先生！

胡塗醫：

古傳中醫的方法，是由過來人把學者帶回先天狀態，不是普通的特異功能或單純的氣功功夫。其背後，是醫家千古祕傳的金丹大道。

道氣顯化出來的神乎其技的醫道能力，是金丹大道的副產品，也是驗證一個人是否得真傳的一個標準。而且道氣所顯化的這些神乎其技的能力，也是大智慧的顯化、表現形式之一。我們不追求也不拒絕這些能力，一任自然。

社會上有些老師們由於不明白天人之學的全部理、法，通過氣

功或道法、巫術等手段，就算能幫別人開發出某種特異功能，由於其不完全明瞭天人之學的理法，蠻幹出來的特異功能，難免要遭受業報……解決的辦法，找明白人，把這些功能「封」掉。走正道、發菩提心、修菩薩行。

阿彌陀佛。

獨釣：

謝謝先生解惑！這也是圈子裡很多人的疑惑，畢竟誘惑力很大，就連教這的老師也只是簡單地認為「若有不適，停練即可，時間長了這些功能自然也就關掉消失了」，唉！真是一失足成千古恨……這一生一定謹記「走正道、發菩提心、修菩薩行」，但當務之急，還真找不到能把這些功能「封」掉的明白人，先生可否推薦一二？拜謝！

胡塗醫：

能「封」掉別人功能的明白人並不多見，他們往往在人群中藏才隱智，鮮有人知其真面目。我雖認識幾位，但是您我還沒有熟悉到我可以「推薦」的程度，請見諒。

見素抱樸

　　太上在《道德經》的第十七章裡指出功成事遂身心大治時，心中沒有掛礙，彷彿國家大治之處人民不會掛礙政客，這是善惡兩不思量、自然不過的，所以說「功成事遂，百姓皆謂我自然」。在《道德經》的第十八、十九兩章裡，太上接著說：

　　「大道廢，有仁義。智慧出，有大偽。六親不和，有孝慈。國家混亂，有忠臣。絕聖棄智，民利百倍。絕仁棄義，民復孝慈。絕巧棄利，盜賊無有。此三者，以為文不足。故令有所屬：見素抱樸，少思寡欲。」

　　這番話，多半是當年孔子問道於老子的時候，太上對孔夫子的

棒喝。

從先秦諸子的諸多記述看，孔子特別尊崇老子，一生 4 次問道於老子。據《禮記‧曾子問》所說，孔夫子在魯昭公 7 年，彼時孔夫子還只是個 17 歲的小夥子，這是他第 1 次拜訪老子。

根據太史公在《史記》裡的記載，孔夫子 17 年後，人到中年時，千里迢迢跑洛陽去，又一次拜訪了老子，史稱「孔子問禮」。

根據《莊子》的說法，孔夫子年過半百還沒有悟道，又跑去沛地 ❾ 第 4 次拜會老子，具體時間則史焉不詳，但可以肯定是在「五十而知天命」之後。《道德經》裡很多看似批判儒家的話，多半就是老聃 4 次會見夫子時訓誡這位「年輕人」的話。

◆大道真理，皆在自性中

上古的大道不為人所知了，才有人出來提倡仁義道德。「提倡」本身就是背道而馳、不自然的，所以提倡仁義道德，與大道並不相干。甚至越提倡越糟糕。故曰：「大道廢，有仁義。」

---

❾《莊子‧天運》：「孔子行年五十有一而不聞道，乃南之沛而見老聃。」

　　人類的天性本來一切智慧俱足，都在自性裡，寂然朗照，涵而不濫，普照萬方。可是人們偏偏不往內求，而向外追求各種奇技淫巧，以為知識越多越好，認假為真，使得「奇物滋起」，如此偽智偽慧，反而亂了本俱之自性般若。

　　老子所說的「智慧出，有大偽」，與廣成子當年訓誡黃帝的話——「多知為敗」——是一脈相承！與修道不相干的知識越多，越會障礙我們體悟大道。

　　人類社會知識越來越多，各種狡詐虛偽就越多。人類以為知識多了就可以「征服自然」，這是 Mission impossible。老子深明大道，知道一陰一陽之謂道的真理。他老人家特別提醒世人不要標榜仁義、智慧（知識）、孝慈、忠臣。有仁義就有不仁義，有智慧就有大偽，有孝慈就有六親不和，有忠臣只能說明國王昏亂。

　　好比一個家庭，如果失卻了自然無為，六親（父子、兄弟、夫婦）必定不和，在不和的六親之中，如果有一兩個相對較好的，這樣的人就表現得相當「孝慈」了，這樣的「孝慈」要來幹啥呢？遠不如大家和睦，沒人比別人更孝慈來得痛快啊！

　　標榜一個人的「好」，往往說明更多人有多「壞」，這不是大道。老子因此反覆提醒世人，別落入這種有為的甜蜜陷阱。

◆矯枉過正，就無法悟道

老子所講的「大道廢，有仁義。智慧出，有大偽。六親不和，有孝慈。國家混亂，有忠臣」聽上去似乎很刻薄，但這正是一個已經到達彼岸的聖者對未明道的後輩的諄諄告誡。重病下猛藥，良藥苦口，不得不如此。

老子批判仁義、智慧、孝慈、忠臣的這番話，歷代儒生都很不爽，他們以為老子反對仁義、反對智慧、反對孝慈、反對忠臣。其實他們哪裡懂得這是老子對未明道者的愛之深、責之切！

老子壓根兒不反對這些，只是他老人家深知，這一切其實都在背道而馳。而且有正必有反，有陰必有陽，過度「有為」提倡，就像過度用藥治病，是藥三分毒，總有其副作用。

老子的這番話的弦外之音，是告誡還沒有悟道的世人——過度提倡這些的有為法，終究無法悟道，更有可能導致後世眾生拉大旗作虎皮，以這些冠冕堂皇的東西來行狡詐虛偽之事。

2、3千年下來，從春秋戰國時代到今時今日，諸侯列強的爭霸侵略，莫不以各種冠冕堂皇的美名為藉口。古時用仁義道德，今天用民主人權……這一切，幾千年來換湯不換藥。老子所料不差

啊，說「老子天下第一」一點兒也不為過。

老子反對標榜仁義，反對耍弄世智辯聰，非真正明道者，見不及此焉！

◆見素抱樸，少思寡欲

那麼怎樣才能導向正道呢？

惟有「絕聖棄智」、「絕仁棄義」、「絕巧棄利」。當然，聖智、仁義、巧利，世人追求尚且追不及，要絕之棄之談何容易！這其實是對上上根器的求道者所說（誰敢說孔老夫子不是上根之人呢）。世間的普通人、政客，哪裡有可能做到呢！所以「古來聖賢皆寂寞」也是情理之中了。

只是這「絕聖棄智」、「絕仁棄義」、「絕巧棄利」三者，難以有知音，芸芸眾生，有幾人能知個中味呢！所以老子感嘆「此三者，以為文不足」——

反正說了也不懂，乾脆把握一個度吧——「故令有所屬：見素抱樸，少思寡欲」，糊糊塗塗把握這個「見素抱樸，少思寡欲」的

大原則就差不多了！

　　若能夠做到知見純粹，善惡愚智均不沾邊，含斂自重，光華內隱，不雕不琢，渾然天成，以本真自然的真我，活在當下，自然就能少思寡欲，如此這般涵養，自然慢慢合於普遍如此之至道矣。

求道解惑 Q&A

聽雨：

「2、3千年下來，從春秋戰國時代到今時今日，諸侯列強的爭霸侵略，莫不以各種冠冕堂皇的美名為藉口。古時用仁義道德，今天用民主人權……這一切，幾千年來換湯不換藥。」

我們的世界有沒有可能回到2、3千年以前去？是不是每個人都做到「見素抱樸，少思寡欲」才可能？如果做不到呢？那我們的世界又會走向哪裡呢？

胡塗醫：

回是多半回不去了，惟有精進辦道，把我們自己所在的人間建設成一方淨土，讓接觸我們的人都覺得如在極樂世界，也許就差不多了吧。

金銀薄荷：

每每讀到這裡「此三者，以為文不足。故令有所屬：見素抱樸，少思寡欲」，就想把下一章的「絕學無憂」也放在這裡連上。變成：「此三者，以為文不足。故令有所屬：見素抱樸，少思寡欲，絕學無憂」。這樣就與「絕聖棄智」、「絕仁棄義」、「絕巧棄利」三三相對應了。不知我理解可對？感恩先生！

胡塗醫：

確實如此！有一些版本就是把「見素抱樸，少思寡欲，絕學無憂」連在一起，也說得通。不過如果深入瞭解老子的思想，還是把最後一句斷開為佳。

「見素抱樸，少思寡欲」說的是由於「為文不足」乾脆提個「大概思路」。而「絕學無憂」描述的是悟道後的「境界」以及其所表現出來的日常修養：「唯之與阿，相去幾何。善之與惡，相去若何。人之所畏，不可不畏……眾人熙熙，如享太牢，如登春臺，我獨泊兮其未兆，如嬰兒之未孩……」

早起的畫眉：

拚命地求「清淨」，那是不是也和「自然無為」背道而馳了？這該如何把握一個度呢？

胡塗醫：

對普通人來說，這有個循序漸進的階段，不拚命追求一個階段，難以做到不必追求而自清淨。

絕學無憂

　　上一篇主要講解什麼是「見素抱樸，少思寡欲」，而在〈見素抱樸·求道解惑 Q&A〉提到「絕學無憂」與「見素抱樸，少思寡欲」之間的關聯，此篇將著重於「絕學無憂」，繼續更深入地加以講解。

　　「絕學無憂」描述的是悟道後的「境界」以及其所表現出來的日常修養：「唯之與阿，相去幾何。善之與惡，相去若何。人之所畏，不可不畏……眾人熙熙，如享太牢，如春登臺，我獨泊兮其未兆，如嬰兒之未孩……」

　　這一篇文章，我就這個問題串講一下《老子》第二十章：

　　「絕學無憂，唯之與阿，相去幾何。善之與惡，相去若何。人

之所畏，不可不畏。荒兮，其未央哉！眾人熙熙，如享太牢，如春登臺。我獨泊兮其未兆，如嬰兒之未孩。儽儽兮若無所歸，眾人皆有餘，而我獨若遺。我愚人之心也哉！沌沌兮。俗人昭昭，我獨昏昏，俗人察察，我獨悶悶。澹兮其若海，飂兮若無止。眾人皆有以，而我獨頑似鄙。我獨異於人，而貴食母。」

老子所講的「絕學無憂」，是悟道後的境界以及悟道後所表現出來的「沒文化」。這與《道德經》後面所講的「明道若昧」、「進道若退」的說法一脈相承。

◆絕學無憂，不為自己思想設限

「絕學」不是不要去學習任何東西了，而是不執著於任何學問。在佛學裡，悟道了的大阿羅漢被稱為「無生」（也叫「殺賊」、「應供」），佛學裡說這些悟道了的阿羅漢們的果位是「無學果」，意思是說他們已經明道了，任何疑惑都已冰釋，任何難題都已經解決，人生百事均看得透透的，每個當下都無憂無慮。這就

是「絕學無憂」。

絕學無憂，是明道之後的自然表現。不是說明道之後不必再學習任何東西，而是不再執著於任何東西。也不是說明道之後啥都會了，都不用學了！

明道之前，你不會開車，明道之後照樣不會開車！只是假如你需要學開車的話，學起來會比之前更快、更容易而已。

「絕學」，非執著於某一學問，畢竟任何一門單一學問都是以管窺天，焉能明瞭天地之大奧！「絕學」，是放下對於一切學問的執著，放下虛妄不實之「知識」、推理等等雜亂心，持守大道之清淨性體，因此能光明朗發，智慧寂照，無憂無慮。故曰：「絕學無憂」。

一個人悟道之後，其「絕學無憂」的境界自然出來，那時待人接物，不再會有造作的唯唯諾諾或阿諛奉承，「唯之與阿，相去幾何」，或「唯」或「阿」，雖都出自於口，彷彿相去不遠，但是在明道者心中已無此造作之念，他們或許還有悟道前的習氣在，但是已經懂得口說好話，出口以謙讓柔和應人，存心以正念活在當下！

他們善惡兩不思量，一任自然。故曰：「唯之與阿，相去幾何。善之與惡，相去若何」。明道之人，惟道是從，真理在手，無

法將就苟且。但是，不管你怎麼明道悟道，日子還是要過的。

你坐地鐵照樣得買票，下館子照樣得買單，雖然你的境界早已「絕學無憂」，放下了執著，可是活在世間，該咋整還得咋整！明道之人，不會表現得神奇怪異，而是「和其光，同其塵」，表面上看與常人沒啥區別，外現凡夫相，內祕聖者行。故曰：「人之所畏，不可不畏」。

◆明道者與一般眾生的區別

悟道的人，絕學無憂，但還是如普通人一樣過日子。沒有悟道的你我呢，則會沉溺於無明妄想之中。

凡夫的心中，雜念如雜草，一片荒蕪，未明天心何在。故曰：「荒兮，其未央哉」。

普通大眾，總是這樣荒兮未央，迷戀於妄想欲樂，熙熙攘攘，執妄為真。把祭祀所剩下的「太牢」（即祭祀用的全牛、全豬、全羊等動物）當滿漢全席來享用，以為那就是最高級的享受了，彷彿春天到了出去野外登山玩花賞草般讓人心曠神怡，享受世味俗樂。

其實這未必健康，也不會是終極的快樂。故曰：「眾人熙熙，如享太牢，如春登臺」。

而明道的人呢，與眾人還是有區別的。明道的人獨愛守持內心的光明，處恬淡虛無之境，心靜如水，波瀾不驚，如初生嬰兒般混混沌沌，心地無為，無憂無慮，不喜不悲。故曰：「我獨泊兮其未兆，如嬰兒之未孩」。

這句話也常常被歷代注家解釋為修道人的身體應該如嬰兒般柔軟，道家不少門派的修煉方法，尤其是南宗的內丹養生術，能夠使習練者保持鶴髮童顏、青春常駐，其「指導思想」，便是這句「如嬰兒之未孩」。其實大道無形，哪能固執於外在的形與相呢！

悟道者與眾人的不同，表現在他們惟道是從，不會輕易站隊，也不會讓人一眼看出他是修行人。

所謂「君子不器」，這些悟道者同樣不可能被人一眼看出自己「屬於」修道者，他們「和光同塵」，既像又不像，無法被輕易歸類，這才是他們的高明所在。故曰：「儽儽兮若無所歸」。

◆外示愚拙相，內藏菩薩行

世人若小有成就時，都會覺得老子天下第一很了不起，而悟道者卻不會這樣，眾人愛炫聰明機智，稍微有點兒知識就把自己當專家，這就是「眾人皆有餘」。

而悟道的人，恰恰相反，他們在人群中藏才隱智，生怕世人知道他們擁有大智慧，這也是他們與眾不同的表現，彷彿遺世獨立，生怕被人知道被人惦記。故曰：「而我獨若遺」。

所以他們常常示人以凡夫相、示人以愚笨相。悟道者總表現得心甘愚拙，純粹素樸。這份「見素抱樸」的修養，哪怕在功名利祿等境界面前，也能讓悟道者懂得往後退一步，讓利於人，所以難免被精於算計的凡夫大眾當傻子般看待。

究竟誰才是真傻咱不管，只管守持一份混沌未開般的初心。故曰：「我愚人之心也哉！沌沌兮」。

普通人往往更愛逞能，表現得自己好像很英明神武的樣子，而悟道者卻要表現得很愚拙很昏庸很不明。常人對大事小事總愛表現得很精明、擅算計，而悟道者卻不然，他們表現得無所無謂，甚至傻乎乎的。

悟道者明白事物各有因緣果報，抱道悶然即可，沒必要計較分別。悟道者的內心清明灑脫，哪裡會去跟人一般見識呢！

所以他們外示愚拙相，內藏菩薩行。故曰：「俗人昭昭，我獨昏昏，俗人察察，我獨悶悶」。

這些悟道了的聖者淡泊明志，寧靜致遠，心胸如大海，其品行樂於處下處大，因此容得下千川百流。

他們光風霽月，心包太虛，量周沙界，不是眾人所能測度的。故曰：「澹兮其若海，飂兮若無止」。

普通大眾整天追這逐那，貪多求全。特別是不少女士，衣櫃裡總少一件衣服，鞋櫃裡總缺一雙鞋子，梳妝檯上總缺一些化妝品，廚房裡總缺一些碗碟。這就是「眾人皆有以」。

◆每個當下，皆在道中

悟道的人呢，則愛抱殘守缺、抱愚守拙，好像無所作為，往往讓高明的時髦人士覺得他們頑固不化粗鄙落後。故曰：「而我獨頑似鄙」。

悟道者不輕易示人以聖者的面目，他們「和其光，同其塵」，與常人無異。若硬要說他們與常人的不同之處，那就是常人貪享太牢貪愛世味，執著於「有」。

而悟道的人則只愛因天之序，尊道貴德，以萬物之母的大道為貴為尊，樂守於「無」。

悟道者雖然看似與常人無異，但是他們與道同眠，與道同食，與道同作，每個當下，都在道中。故曰：「我獨異於人，而貴食母」。

所以，「絕學無憂」還是應該放在這一章才對。

德兮道兮

老子在《道德經》第二十一章裡說：

「孔德之容，惟道是從。道之為物，唯恍唯惚。惚兮恍兮，其中有象。恍兮惚兮，其中有物。杳兮冥兮，其中有精。其精甚真，其中有信。自古及今，其名不去，以閱眾甫。吾何以知眾甫之狀哉？以此！」

這一章讀起來朗朗上口，過去醫家教徒弟總要求一氣呵成念下來，不許停頓，如果能搖頭晃腦念至恍恍惚惚，師長們更是高興。

所謂「孔德」，就是老子在《道德經》裡反覆提到的玄德、上德。孔德就是虛空大德，由於孔夫子姓孔，為避諱，古人就把有修

養的人稱為「大德」。至今在佛門裡面，對老修行都稱大德，有時
出家人給在家居士寫信，常常也會稱呼某某大德，這是敬稱、尊
稱，若收到這樣的信函，千萬別真以為自己有多大的德行。

◆不蓄意作為，方是上德

德是啥？德就是道的特性（Attributes），非道也。德更非我
們日常所說的「道德」（Morality）。虛空大德，是虛空大道的體
現，非虛空大道本身，這一點，千古以來少有人懂。虛空大德亦非
實有，故曰虛空大德，簡稱大德。

這有點兒像佛陀在《金剛經》裡「佛說……即非……是名」的
說法。虛空大德，從虛空大道中體現出來，從屬於道。上德不德，
惟從事於道，方能同於道。

能體上德之人，必定是已經悟道了的聖人。他們絕仁棄義、絕
聖棄智、絕學無憂，不求仁義聖智而一切自俱。他們不害不爭而天
下莫能與之爭。故曰「孔德之容，惟道是從」。老子在後來的篇章
裡反覆強調「上德不德，是以有德」就是這個道理。又說「玄德深

矣，遠矣，與物反矣」，都是一個道理。

著名的禪門故事，梁武帝見達摩所論功德之事，與老子所述，如出一轍！

達摩當年從廣州登陸，被一生好佛的梁武帝派人接到了南京城。一見面梁武帝就問達摩祖師說，我自從當了皇帝後，印經、建寺、供僧等等佛事無數，同時還做了很多善事，雖然身為皇帝，還能淨身持戒，敢問有何功德？

梁武帝如此提問，顯然是在向達摩祖師做一番 Marketing，希望達摩祖師說他有大功德。達摩卻告訴梁武帝說：「這些並沒有什麼功德。」

梁武帝顯然很不爽，於是質疑問道：「為啥沒有功德？」達摩說：「這些只是世間的善舉，是有漏的福德，與佛法所說的真正的功德相去甚遠。倘若不能自己內證得自性即是無功德。」❿

「孔德之容，惟道是從」，上德無為，只是道之體現而已。所以達摩祖師才毫不客氣指出梁武帝「並無功德」，並慈悲開示真正的功德是與道合真──「淨智妙圓，體自空寂」。這一點，道家的

---

❿《五燈會元》：帝問曰：「朕即位以來，造寺寫經，度僧不可勝紀，有何功德？」祖曰：「並無功德。」帝曰：「何以無功德？」祖曰：「此但人天小果，有漏之因，如影隨形，雖有非實。」帝曰：「如何是真功德？」祖曰：「淨智妙圓，體自空寂，如是功德，不以世求。」

李道純先生也是明白人，他說：「德之一字亦是強名，不可得而形容，不可得而執持，凡有施設積功累行，便是不德也。

只恁麼不修習不用功，死灰槁木待德之自來，終身無德也。這個德字越求越遠，越執越失。經云：『上德不德』。是以有德。又云：『上德無為而無以為』。只這兩句多少分明，只是欠人承當，若是個信得及的，便把從前學解見知，聲聞緣覺一切掀倒，向平常履踐處，把個損字來受用，損之又損，損來損去，損到損不得處，自然玄德昭著，方信無為之有益。

經云：『不言之教，無為之益，天下希及之。』又云：『玄德深矣，遠矣。』會麼？咦！不離當處常湛然，覓則知君不可見」❶。李先生真是千古少有的明白人啊！

◆大道存於窈冥之中

大道無形、無名、無象、無狀。所以大道這個東西，我們無法通過眼、耳、鼻、舌、身、意去「知道」。人若欲體至道，惟有進

---

❶ 見李道純《道德會元・卷上》。

入恍恍惚惚、窈窈冥冥的特異功能狀態，在非視非聽的微妙運化中，方能窺見其真面目，彼時其象、其物、其精、其信似無而有，似有而無。

在恍恍惚惚的特異光明狀態下，圓陀陀、光爍爍的那個「東西」，其「象」其「物」，彷彿悠然可「見」。這就是「道之為物，唯恍唯惚。惚兮恍兮，其中有象。恍兮惚兮，其中有物」。

在窈窈冥冥的特異功能狀態下，可睹心精圓明，普照十方，悠悠大道，可證可信。故曰：「杳兮冥兮，其中有精。其精甚真，其中有信」。

這幾句話，正是證道的高級功夫，體悟至道者，必知個中三昧！人能進入恍惚窈冥的狀態，前念已逝，後念未起，念茲在茲，性體圓明，纖毫不染。

正如《楞嚴經》所云：「心精圓明，含裹十方」，正與麼時，本來面目現前，生死解脫，是何等瀟灑自在！

然其「境界」不可言說。我們凡夫俗子，惟有依照過來人的指引，方能找回這條來時路。

老子在《道德經》開篇便說「常無欲以觀其妙」，道之要妙，德之上品，在於「常無」、「常無欲」。醫家真傳裡，就一個

「損」字訣之！所謂「損」者，放下也！人若能「損之又損，乃至於無為」，則至道無難矣！

故歷代明師，總愛「折磨」徒弟，其磨性訓練，其實就是「損之又損」，可惜天下可堪載道之器極少，所以不乏被「損」幾回就灰心喪氣錯失機緣者，誠可嘆也！

大道無名，老君「鎮之以無名之樸」，這個纖毫不染的無名之樸，為天下之大宗師，混千差而不亂，歷三際以靡遷，在聖不增，在凡不減。無古無今，不增不減，老君強名之曰道，千載萬劫，其名不改不去，炳然獨照，卓爾不群，閱盡萬象。

悟道的聖者，宇宙萬化，無不明瞭於胸，便是因為窺見了其本來面目。故曰：「自古及今，其名不去，以閱眾甫。吾何以知眾甫之狀哉？以此！」

寫到這裡，無比懷念太上老君，祝願他老人家中秋節快樂！

願讀者朋友們中秋節快樂，諸事吉祥圓滿！

曲直多少

太上在《道德經》第二十二章裡說：

「曲則全，枉則直，窪則盈，弊則新，少則得，多則惑，是以聖人抱一為天下式。不自見，故明，不自是，故彰，不自伐，故有功，不自矜，故長。夫唯不爭，故天下莫能與之爭，古之所謂曲則全者，豈虛言哉！誠全而歸之。」

「曲則全」，是古聖前賢感悟出來的話，老子在這一章強調這並非虛言。所以他老人家說「古之所謂曲則全者，豈虛言哉」。問題是，啥叫「曲則全」？

千百年來的注家幾乎都異口同聲認為老子說的是做人要懂得

「委曲求全」，這樣注解對不對呢？雖然忍辱負重，潛忍委曲，的確可以周全己身。

這也只是人際關係——特別是上下級關係上以下處上的「兵法」，在一定程度上也合於大道，但老子這樣一位賢達聖哲，他老人家反反覆覆所要描述的唯有大道而已。「曲則全」，說的是宇宙萬象的真面目。

我們這個地球上的生命物質的能量交換，即陰陽物質的轉換，其還原態與激發態總是依照湧動螺旋的「S」型運動。這也就是太極圖所描述的「S」⓫。

◆處世之道，對應宇宙運行軌跡

我們知道，銀河系是一個中間厚、邊緣薄的扁平盤狀體，其「銀盤」（即其主要部分）呈漩渦狀。身處銀河系的太陽系，以每秒250公里的速度圍繞銀河中心這個銀盤旋轉，其旋轉方向為順時針向前從而形成離心力。

⓫ 請參閱胡塗醫著《問道中醫》第一篇〈陰虛 VS 陽虛〉。

宇宙銀河系外觀

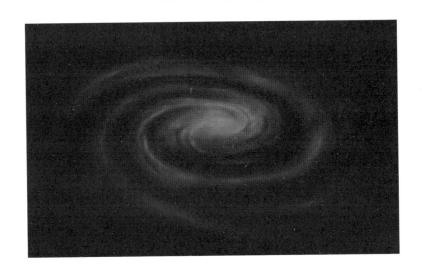

地球上的陽氣運動，也是呈S型運動，換句話說，都是「曲」線運動。《黃帝內經‧靈樞歲露論》說：「人與天地相參也，與日月相應也。」人體氣機的運動，與我們所處的星系大宇宙的運動變化一致。

「曲」線運動最與大道相應，所以修行人，要時時謹記懂得在心裡有個「回轉」，把一切負面的轉成正面的，把煩惱轉成菩提，把知識轉成智慧，這就是老子所說的「曲則全」！

宇宙能量的運化，是呈「曲線」運動的，所以世上其實並沒有

真正的「直」。「曲」是本質，「直」是表象。為了把向一邊彎曲了的東西矯正，若不懂拿捏個中度，用力太過了，反而容易使東西彎向另外一邊，這就是咱們中國人所說的「矯枉過正」的道理。

有注家把「枉則直」注解為受了冤枉總有獲得正直伸張的時候，這是錯誤的。老子這裡說的「枉則直」，是說宇宙能量的運行本來是「天道左旋，地道右旋」的曲線運動，如果人們在養生修道時不懂這個道理，該回轉的地方不懂回轉，該彎曲的時候不彎曲，用蠻力了就會偏離中道，好比矯枉過正一樣愚癡。

好比站樁，很多人站了多年都只站出了蠻力，就是因為不懂得「曲則全」的道理，身體的每個關節處，都是接受天地能量的「通道」，這些通道如果都「直」了，只能練出蠻力，只有把人體各個關節練成一張張的弓那樣的曲線，才可以射出如箭般的內力……這一點，是內家高手有別於普通練武者的最大不同。

歷史上很多內家高手，看上去都斯斯文文的，而練外家拳的，一個個都彪悍無比。這也是「曲則全，枉則直」。

「窪則盈，弊則新」，也是大道的體現，好比窪地容易蓄滿水，平地蓄不了水一樣。人體的「窪地」──9 個大「竅」，均是積蓄能量的地方。要從一個疾病叢生的病夫變成一個健康的人，要

從一個煩惱不盡的凡夫變成一個法喜充滿的人，非得心開脈解不可！要心開脈解，除了心性上的磨練，生理上得發生翻天覆地的變化才行。

◆守竅，從內在翻新思維

過去醫家祕傳的方法，有個「守竅」的方法，用現代生理學來解釋比較容易懂。19 世紀末期俄國的生理學家巴夫洛夫通過一系列實驗，解釋了神經系統如何支配機體行為之謎。

人的機體活動是生理固有的，人體的生理物理性與化學性也是機體生理上自帶的。神經系統的活動和非條件反射也是生理上固有的，只有大腦皮層的條件反射不是固有的，而是鍛煉出來的。

練功守竅，就是利用特定的方法刺激大腦皮層的條件反射使其與機體建立一種現代生理學所說的「暫時性聯繫」，從而加大生理物理性與化學性的連鎖反應活動而使機體「恢復」正常的、本來該有的生理活動，機體因此就恢復健康乃至開發其本具之智慧。

簡單來說就是，把舊有的、有弊端的思維方式換成了新的、能

使機體煥發新的生機的思維方式，養生修道的效果才能煥然一新！這就是「窪則盈，弊則新」。

「少則得，多則惑」，這個在之前的文章裡多次講了，大道本來就至簡至易，合於道的，一定是簡易的。人到富貴時，若懂保持簡樸的「輕生活」，則富貴能更長久。練功的方法知道少了，反而容易一門深入，知道得越多，越困惑，不知從何下手。功夫出得少了，反而容易練好，一下子練出幾種不同的功夫來，往往也使自己平添不少困惑。

所以悟道的聖人，一致而百慮，因應天下萬象，簡單抱守無為真一的性體足矣！《周易·繫辭》說：「天下何思何慮？天下同歸而殊途，一致而百慮。天下何思何慮？日往則月來，月往則日來。」天下萬象雖然千差萬別，但是都在道中（所謂「物在道中」），道亦都在其中（即「道在物中」）。

人體也一樣，雖然人有多種，人與人，哪怕是雙胞胎，也是千差萬別，但是其所秉持的，都是同一點兒真一之道氣。

因此修煉的法、理、情，亦應作如是觀。胡塗醫在 2016 年的阿爾卑斯山之旅時反覆強調的「不根於虛靜者即是邪術，不歸於易簡者即是旁門」，說的也是「少則得，多則惑」的道理。

◆不執著己見，才能開彰大道

真正明白這些大道之理的人，懂得含其明而不自以為是。心中破除了「我」的念頭，才是明道的人。故曰「不自見，故明」。

不執著己見的人，才能開彰大道，彰顯大道的光明。故曰「不自是，故彰」。

修道有成，不炫耀自己的功夫，其功夫才是有功德、有助益的，好比一個人有功而不居，其功勛反而能長久。這就是「不自伐，故有功」。

懂得恭敬一切，謙虛謹慎，不輕易顯山露水的人，才能在練功路上走得更遠，不自傲，不自我表現得太矜持，這才是合道的表現。故曰「不自矜，故長」。

不自見、不自是、不自伐、不自矜，才是練功修道乃至一切想成就大業者的必備氣度。擁有了這樣的氣度與胸懷，天下還有啥需要去爭的呢？因為不必去爭，天下更加沒人能夠跟他爭。故曰「夫唯不爭，故天下莫能與之爭」。

所以說「曲則全」是宇宙萬象運動的本質規律，古聖所言非虛。只要懂得誠心誠意與這樣的規律「相合」，則回歸覺悟的彼岸之路不再曲折。故曰「古之所謂曲則全者，豈虛言哉」。

求道解惑 Q&A

樹葉沙沙響：

請教先生一個問題：關於站樁，文章裡提到「很多人站了多年都只站出了蠻力，就是因為不懂得曲則全的道理，身體的每個關節處，都是接受天地能量的『通道』，這些通道如果都『直』了，只能練出蠻力。」這句話的意思是用蠻勁站樁，不知收斂心神？還是指使蠻勁擺花架子，而不知放鬆、調整身體，特別是各個關節？抑或是指別的？

胡塗醫：

古人有很多「口訣」留下來，依照這些祕訣站樁，一年可以有小成（打個把歹徒綽綽有餘）。

同與不同

老子在《道德經》第二十三章說：

「希言自然。故飄風不終朝，驟雨不終日。孰為此者？天地。天地尚不能久，而況於人乎？故從事於道者，道者，同於道；德者，同於德；失者，同於失。同於道者，道亦樂得之；同於德者，德亦樂得之；同於失者，失亦樂得之。信不足焉，有不信焉。」

所謂「希言自然」，說的是天地無言，一任自然。這種不言之教，正是效法大道的榜樣。所以太上說「大音希聲」！大道效法於自然，表現出來也就自然、無為。這正是大道的妙用——不言而善應，「潤物細無聲」。

天地運化，一任自然。若天地間的平衡被打破，天地該飄風就飄風，該驟雨就驟雨，不會留情，如《陰符經》所云：「天生天殺，道之理也」。

◆放下妄念，少思寡欲

一個人若妄念過多，欲望太多，也會如飄風驟雨一樣，不能長久，身體自然會變差，修道也不會有希望。

養生修道，還是應該學會契合於大道，以恬淡虛無為旨，少思寡欲，不妄作勞，方能獲益。颱風暴雨總是一陣就過去了，不會沒完沒了，其背後的主宰正是天地。連天地都無法長久，何況我們普通人呢！

可是，中國道家幾千年來都在追求永恆的生命，佛家也在追求永恆的涅槃、寂靜常樂。那是怎麼回事呢？不是說「天地尚不能久」嗎？天地作為有形有象的陽性物質，當然不可能長久。

老子深知，宇宙有生有滅，人身也有壞掉的一天，所以他老人家才說「吾有大患，為吾有身」。

正如釋尊知道「諸法無常」一樣，佛家認為人和萬事萬物一樣，都有個生、住、異、滅（或叫成、住、壞、空）的過程。道家的修煉，其極致的追求卻是「神形俱妙」——傳說中的神仙就是這樣的「人」，宇宙壞了，他們「還好」。這有沒有可能呢？

有可能！前提是你要「從事於道」，要「同於道」！與道同，則會和大道一樣，無處不在，無形無象。問題是，有幾個人想「混」得無形無相呢？又有幾個「人」做得到呢！

◆志同道合，萬物互相效力

大道自然，大道無形，大道無相。儘管如此，如果你希求大道，起心動念、身心行為均合於至道，大道於人，還是有「感應」的。這是太上所說的「希言自然」、「不言而善應」。

當然，不是每個人根器都那麼好，能做到起心動念均合於大道。那麼退而求其次，只好「同於德」了。

若能同於大道所表現出來的「德」，也極容易合於至道。所以說：「同於道者，道亦樂得之；同於德者，德亦樂得之」。當然，

若道與德都合不上，那多半就同於「失」了。你願意與「失」為伍，「失」也樂於吸納你。這或許就是最早的「吸引力法則」吧！

好比同樣喜歡古傳中醫的，古傳中醫也不會放棄你，放棄古傳中醫的，古傳中醫也會放棄你一樣。天下道理，莫不如此。

喜歡修道的人，總能撞到同道中人；喜歡賭博的人，總能撞到賭友；喜歡養魚的，會認識很多魚友；喜歡刷朋友圈的，總也能看到別人在刷朋友圈，道理在此！

咱們這些年提倡的存好心、說好話、做好事，正是要與美好的事物相應，你每天「同於」這些美好，就算不同於大道，也離道不遠矣。

這一章的道理似乎很好懂，其實頗堪細細參悟、玩味。比如說，「飄風不終朝，驟雨不終日」，說的雖然是自然界的現象，其實隱喻著萬事萬物的道理。

有飄風，終有風停時，有驟雨，總有雨停時，世事如自然萬物一樣，「無常」而充滿了希望！

再如，「天地尚不能久」，何必斤斤計較於眼前一點兒人我是非呢？天下沒有過不去的事兒，時間一到，總會過去。

世間廣狹，都是這顆心在造作啊。還是同於道、同於德才靠

譜。這筆帳本來很容易算的，我們偏偏要執著於「失」，眾生愚癡，以苦為樂，信然！

當然，也不是每個人都能相信這些道理，哪怕你認為你信了，其實你也許信得很不夠。難怪老子要感嘆「信不足焉，有不信焉」！

求道解惑 Q&A

金銀薄荷：

既然無形無相是大道的一個特徵，那我們就效法大道，從事於道，同於道，做一個無形無相的「人」吧！做成了，我們就成了神仙！

胡塗醫：

古聖云：「癡蠢愚人能會得，管教立地做神仙。」可見神仙也是凡人做，哪怕再愚癡的人，得了口訣也可立躋聖位的。

- - - - - - - - - -

如華學中醫：

「世間廣狹，都是這顆心在造作啊。」剛剛再次恭敬觀看《明月：瞥見頂果‧欽哲仁波切》DVD，再看先生此文，不禁聯想藏傳佛教所說的「調伏自心」——其實這與先生這些年所說的話真乃如出一轍！我等何來如此幸運！禮敬！

胡塗醫：

「得來驚覺浮生夢，晝夜清音滿洞天」。

- - - - - - - - - -

雁渡靜潭：

宇宙壞了會是個什麼狀況呢？謝謝先生的講解。

胡塗醫：

等宇宙壞了你就知道了，「不思萬劫輪回苦，枉用千般牛馬心」。

如華學中醫：

誠意請教：如何才能「知之亦有之」？懇請口訣。

胡塗醫：

古聖云：「道雖聖傳修在己，德乃人積命中天」。

Sophie：

如華，武俠小說裡，口訣都是在月高風輕的山上或啥子比較隱祕的地方求的。

胡塗醫：

神仙傳法無多語。

四大毛病

老子在《道德經》第二十四章裡說：

「企者不立，跨者不行，自見者不明，自是者不彰，自伐者無功，自矜者不長，其在道也，曰：餘食贅行，物或惡之，故有道者不處。」

這一章與上一章一樣明明白白，說的就是「希言自然」。所謂「企者不立，跨者不行」，就是說這種不自然的企站（踮起腳跟站）和跨行（跨大步走路）都是好高騖遠無法長久的，因其非自然之道。自然之道是站有站相，行有行相。

在練功修道方面來說就是要把站樁、行功的基礎打好。把基本

的、容易的、淺近的東西先整明白，不能好高騖遠追求捷徑。

好比很多人知道「口訣」的重要，你基礎沒打好，沒人會給你口訣的。前兩天 Sophie 跟我講背《參同契》不求甚解，背是背了，完全不知道魏伯陽先生在講啥。我告訴她這就是因為沒有「得訣」，所謂「得訣歸來好讀書」。

《參同契》裡的學問很多，口訣只有幾句話而已，這幾句口訣就是用來「訣破」魏伯陽真人藏在《參同契》裡「以曉後生盲」的修道方法。你若不會背誦《參同契》，我把它訣破了你也照樣不懂。機會是給有準備的人的，口訣更是如此。

Sophie 大媽那天把我們的聊天紀錄整理出來發給我看，她起了個標題叫「聽先生講《參同契》」，我細細看了一下，發現我在跟她微信聊天時也「又恐泄天符」，沒直說太多，但說了幾句口訣，她似乎不太聽得懂。早知道她老人家如此智商和理解能力，我就不怕多講幾句了。

◆修道四大忌：自見、自是、自伐、自矜

至於「自見者不明，自是者不彰，自伐者無功，自矜者不

長」，也是告誡修道的人要反省容易犯的毛病：自見、自是、自伐、自矜。其實我們凡夫，個個都犯這些毛病。

自見，就是見地不真，卻還固執己見，這樣的人難有明道之日。自是，自以為是，其實跟自見也差不多，只是前者是見地不真，後者是太過自信。

一個人若太自是，就容易偏執，其所認為的道理（是）並非大道的彰顯。當然，其自以為是的觀點也就難以彰顯於世人了。

自伐，就是自我討伐、邀功。在養生修道上追求神奇的功夫或特異功能的人難以悟道，在為人處事上處處邀功的，反而會無功。

自矜，表面上矜持，其實內心傲慢，這樣的人，路也走不長。修道的人，必須去除這違反自然的四點：自見、自是、自伐、自矜。這就像佛陀所教無人相、無我相、無眾生相、無壽者相一樣。

這四個毛病不除，就違自然無為之道。所以，在修道上，就像人因貪吃多食了反而難受累贅；又好比正常人本來只長了 10 根手指頭，你偏偏長了 11 根一樣，多出來的贅指，惹人厭惡。可見，有道的人，不會自見、自是、自伐、自矜。我們學習養生修道的，宜三致意焉。

第三篇

宇宙初始，
萬物皆由道生

有物混成，先天地生。寂兮寥兮，獨立而不改，周行而不殆。
可以為天下母，吾不知其名，字之曰道，強為之名曰大。

宇宙他媽

太上花了很多力氣講「道」、自然、無為等，在第二十五章裡，他老人家又繞回來講這個叫做「道」的東西是怎麼一回事兒。這一章是對第四章的一個注解。講了先有了道，然後才有宇宙天地、人。太上簡單描述了宇宙生成前的一片混沌狀態、宇宙生成後不斷膨脹……請看《道德經》第二十五章：

「有物混成，先天地生。寂兮寥兮，獨立而不改，周行而不殆。可以為天下母，吾不知其名，字之曰道，強為之名曰大。大曰逝，逝曰遠，遠曰反。故道大，天大，地大，王亦大。域中有四大，而王居其一焉。人法地，地法天，天法道，道法自然。」

◆天地玄黃，宇宙洪荒

　　這個在宇宙、天地生成之前就存在的「東西」，若要勉強描述她的「樣子」是不可能的。因為她無頭無尾，非內非外，不長不短，無形無相，有無相生，高下相傾，前後相隨——不是我們平時通過眼、耳、鼻、舌、身、意等所能聽聞的東西。

　　太上描述她「有物混成」——是個「物」，但渾然天成，不可名狀。她「先天地生」，比天地都早出生，天地都是她生的，她是天地之母。有點兒像基督教說的「上帝」，創造萬物，生成萬物，主宰萬物。但是她比基督教的上帝要「通情達理」。

　　魏伯陽真人在《參同契》裡說：「方圓徑寸，混而相拘。先天地生，巍巍尊高」，說的就是宇宙生成之前大道的模樣。

　　老子在《道德經》的第四章說她是「象帝之先」、說她「湛兮，似或存」、「淵兮，似萬物之宗」。道這東西比那些傳說中的上帝啊、神靈啊都早存在。❶其實，太上所描述的這個「物」，無始無終，不能用「時間」先後來形容，這個「物」，無形無狀，不可用「空間」來形容，時間、空間都是她之後才有的。

---

❶ 參閱第一篇〈萬物之宗〉，P.49。

　　她「寂兮寥兮」，無聲無臭，無量無邊。她「獨立而不改」，不增不減，不垢不淨。她「周行而不殆」，生生不息，周流變化，無處不在。天地萬物都是她生的，所以說她「可以為天下母」。太上謙卑地說他老人家也不知道她叫啥，所以勉強給她起個名字叫做「道」。

　　因其無形無相，無處不在，所以說她「大」也行，說她小也行，我們且勉強說她「大」吧，她畢竟無邊無際嘛。但是說她「大」似乎也不太準確，她是「動靜一如」、「大小不二」的。

　　說她大，她似乎不斷在變得「更大」──往四面八方膨脹擴張，所以也可以說她是「逝」，她讓你逮不住。她在九天之上也不為高，在九泉之下也不為低，你越往遠處想，她顯得越遙遠，她無遠弗屆，要多遠有多遠。故曰「遠」。

　　但是你若反觀自照，她和你「須臾不可離」，她遠在天邊，近在眼前，壓根兒就未離你遠去。故曰「反」。當然，「大」、「逝」、「遠」、「反」也無法完全描述「道」是啥，最多只是描述了她所表現出來的某種「德」、「特徵」。符合大道之「德」的，也必定吻合於大、逝、遠、反。

　　比如因果，因果可謂大，你種下了因，哪怕三世之後也要得

果。我們凡夫俗子，往往在表面上、一時間看不到某事的「果」，這就是「逝」、「遠」，但因果的力量是如此之「大」，隔得再遠終究還是要報的，天道好還，這就是「反」──「反」是悟道的方法。老子說「反者，道之動」。

◆人效法天地，如天效法大道

大道在創造萬物之後，也隱藏在萬物之中，道在物中，物在道中。所以明道之後，實無所得，轉身即是！

南朝梁代著名的禪宗大師傅大士（與達摩祖師、《梁皇寶懺》的作者寶誌公禪師並稱「梁代三大士」）悟道之後寫了一首詩：「有物先天地，無形本寂寥。能為萬象主，不逐四時凋。」我年輕時讀到這首詩時開懷大笑，覺得中國禪宗與老子簡直是一家人啊。

人類社會，一般以國王為大，地大天也大，道更是大得不得了。生而為人，難免感知到這四大（道大、天大、地大，王亦大）。王為人主，代表萬民，表示人類也「大」，人與萬物共主並存。所以人效法大地的無私堪忍，因為地在效法著天的無為善應，

就像天效法著大道，大道之法，不假作為，唯有自然而已。

人是天地間的生靈，在人體上來說，「王」，當然是「君主」——君主之官的「心」就是我們的「心王」。人心若能效法於天地，自然寬廣。佛門說「心包太虛，量周沙界」，萬般煩惱，一路菩提，全看此「心」。真是：「本無地獄，此心能造此心消」。

順便說一下，老子在這一章裡描述的宇宙觀——大、逝、遠、反，與現代的宇宙大爆炸理論幾乎一模一樣。可惜幾千年來懂老子的人不多，就連跟他同一時代的大聖人孔老夫子，也是 4 次問道於老子之後才整明白的。

問道老子之後，孔夫子對顏回說：「丘之於道也，其猶醯雞歟！微夫子之發吾覆也，吾不知天地之大全也。」

求道解惑 Q&A

Sophie：

題目真有趣！原來「道」是這麼簡單自然的「東西」，可是我們凡夫因為沒有明道，越整越複雜，整得高深莫測就越高級似的。聽先生一講覺得特明白，咱真是「醯雞日遠天高」。

胡塗醫：

井蛙瀚海雲濤。

早起的畫眉：

「反」，是悟道的方法。怎麼才能讓自己越來越簡單呢？總感覺現在的事好像越來越複雜。

胡塗醫：

見素抱樸，少思寡欲。

恬淡虛無：

謝謝先生解惑！請教先生：到底是什麼機緣促成了「有物混成」顯現成可看、可觸的宇宙呢？宇宙誕生之前沒有時空的概念，這個誕生點是如何確定的呢？謝謝先生。

胡塗醫：

這個問題我恐怕沒有答案給你。如果硬要說什麼機緣促成，可

能大道運行所產生的能量使然。

根據我自己體證，在恍惚窈冥的狀態中，宇宙的初始狀態之前，的確有個似有若無的「東西」在周行不殆，其密集的能量團隨著螺旋式迴圈運動，慢慢形成一個混混沌沌的零行體，或許這個零行體就是老子所說的「有物混成」，也是現代天體物理學所說的「混沌蛋（宇宙蛋）」——

這個混沌蛋是一個能量的海洋，非陰非陽，這個虛無的一體，多半就是太上所說的「一」。至於宇宙的誕生點，現代科學已經基本解決了。大約在距今150億年前一個裸奇異點（Naked singularity）大爆炸後形成。

重靜輕躁

前面一章，太上通過講述宇宙如何誕生、膨脹等「發展狀況」來描述「道」，說其「道大、天大、地大、王亦大」，告誡我們要效法於地大、天大、道大、自然。

在第二十六章裡，老子進一步闡述說：

「重為輕根，靜為躁君。是以聖人終日行而不離輜重，雖有榮觀，燕處超然。奈何萬乘之主，而以身輕天下？輕則失本，躁則失君。」

老子提出「人法地」，人應該效法於大地。大地表面上看安忍不動，其實每時每刻都在生生不息地運動著。大地可謂真的做到了

動靜一如。大地最自重，地上萬物，都是「附著」、「寄生」在地球上，萬物生長在地球上，地球自然是其「根」。萬物比起大地來說都是「輕」的，所以說「重為輕根」。

◆戒除躁動習性

當然，在徹悟大道的老子那裡，壓根兒就沒有所謂輕重之分了，他老人家只是在勸告世人，若要修道，必先效法於大地——自重、持重而生生不息。不自重的人，容易急躁，難以入靜。地上萬物，重是輕之根，好比靜為躁之主一樣。練功修道，入門最難就是入靜，後天躁動的習性一旦降伏，先天清淨之主人翁就會顯現。故曰「靜為躁君」。

因此，明瞭大道的聖人們懂得終日持重——起心動念、待人接物、一言一行均善自護念，猶如行軍打仗需要運載槍炮糧草等輜重一樣，不會輕浮躁動。哪怕功成名就，金丹已成，功夫已證。或者股票大漲，炒樓翻番，也淡然處之。這就是「雖有榮觀，燕處超然」。

　　老子所講的大道，無處不在。當然可以被應用在各個領域。這一章，歷代帝王將相名臣們均奉為圭臬。尤其是這一句「奈何萬乘之主，而以身輕天下」。一般的理解是聖人們懂得持重守樸，不輕躁妄動，作為萬乘大國的君王卻常常不知自重，攫取天下財物、資源為己所用。

　　歷代帝王都是因此而失去天下甚至死於非命的，所以說「輕則失本，躁則失君」。

　　好比美國通過這麼多年的全球化（Globalization），巧取豪奪全球資源，大棒加蘿蔔往世界各地輸出所謂民主、普世價值以彰顯自己的霸權，這也是「身輕天下」。美國如此自見、自是、自伐、自矜，其最終沒落也就是歷史必然了。

　　我們如果從養生修道的角度來看，「萬乘之主」，就是我們自己。我們明明知道養生修道要守拙守樸，處下處低，自重自靜，偏偏雜念紛飛。行為狂妄輕躁，恣情縱欲漂浮。如此生活於地上天下，哪有得道之日？狂妄輕躁，會失卻為人的根本和生命的真元。恣情縱欲，雜念紛飛，則會埋沒心智、元神。焉有悟道的可能！

求道解惑 Q&A

聽雨：

感恩先生。我天天在犯錯，無時無刻不在犯錯。阿彌陀佛！

胡塗醫：

也別老給自己這種有過錯的「暗示」，行所當行就好。

- -

恬淡虛無：

看來時政還是瞭解得太淺。不過感覺現在各大國都在瞎搞，不管 US、UK、EU 還是 CN，經濟始終不見起色，不知道世界的路在何方？能否懇請先生再結合《老子》，稍微深入點評下時局走勢。

胡塗醫：

我不跳這個坑。

善與不善

　　前面講到聖人們懂得終日持重——起心動念、待人接物、一言一行均善自護念，猶如行軍打仗需要運載槍炮糧草等輜重一樣，不會輕浮躁動。這些修道路上的「過來人」，善行、善言、善算……老子在第二十七章接著說：

　　「善行無轍跡，善言無瑕讁；善數不用籌策；善閉無關楗而不可開，善結無繩約而不可解。是以聖人常善救人，故無棄人；常善救物，故無棄物。是謂襲明。故善人者，不善人之師；不善人者，善人之資。不貴其師，不愛其資，雖智大迷，是謂要妙。」

◆行當所行，是為善

古人說練功修道的人，「行住坐臥，不離這個」，這裡的「這個」，說的是練功的狀態。這句話在內家拳裡師父們總要反覆叮嚀。悟道的聖人，也是「行住坐臥，不離這個」。他們的「這個」，就是明心見性所見的「那個」。

你從外表上難以看出來，為什麼呢？因為「善行無轍跡」，沒有痕跡可尋，聖人所行，皆出乎自然，不妄作為，行所當行，行完即止，自然而然，所以不著痕跡。

好比真正的氣質美女，不施胭脂氣自華。又比如，真心行善，不須大肆宣傳，但積陰德，甚至連積德行善的念頭也沒有，因為是「行所當行」，自然覺得是「應該的」，沒啥了不起。

1988 年，洛杉磯的 3 歲病危男孩 Andrew，需要從加州飛到紐約治療，因為配備有生命維持設備，被所有航空公司拒絕搭乘。孩子的父母——哈羅特恩（Harold Ten）夫婦在絕望中撥通了川普公司的電話，提出了一個要求，希望川普用他的私人飛機把 3 歲的孩子從洛杉磯接到紐約去就醫。

川普爽快地答應了這對絕望的父母，立刻安排了飛機和醫院接

洽。由於川普的善舉，這個 3 歲的孩子得救了。後來記者採訪川普，這個大嘴巴川普大叔說他只做正確的事，而拯救小孩子的事情是正確的，所以川普同志就做了（見外國時事網站《The Political Insider》）。

川普的這個善舉，就是老子所讚嘆的「善行」，不著痕跡，出乎本心，一任自然。

一個人若能夠行所當行，一切出乎本心，自然能夠言所當言，不言所不當言，那就是「善言」。善言，順時應理，哪怕有時似乎很「傷人」，也是完美的、無瑕的、不會被指摘的。所以說「善言無瑕讁」。善言，並不是完全不言，雖然老子說「不言而善應」，但是言所當言，也是教化眾生的方便。否則老君何必洋洋灑灑五千言呢！

◆以道待人，才是善數

至於「善數不用籌策」，現在有了《最強大腦》的電視節目播出，我們總算見識到了，真正會算數的人，壓根兒不需要用計算機

（籌策），甚至普通人連用電腦也不一定比他們快。被診斷為「中度智障」的選手周瑋先生 ❷ 驚人的速算能力，讓人大開眼界。

我有一次在青島跟八卦象數的李山玉老師及其團隊吃飯時，開玩笑說，他們的八卦象數太有為，需要通過八卦來推理，用中醫開藥方的道理來配方。

我們古傳中醫的象數，則是「自動產生」。古傳中醫的八卦象數，到了高級階段，用的是「先天」的「數」。這樣的「先天數」不用「籌策」，不用推理，渾然天成，「先天地生」，需要用的時候直接就能「顯示」出來。搞八卦象數的往往難以理解這一點，而專業研究人體的「外行」反而很能接受。

前陣子與臺大的李嗣涔教授吃飯（卓瑪的先生老趙和元和潤同學都在場），他專業研究了一、二十年人體特異功能，一下子就懂我的「數」從何而來，並表示想跟我學這個。我告訴他老人家要學可以，先得會背《道德經》，而且必須來瑞士找我才行。不知道他老人家背誦到哪一章了。

當然，老子在這裡講的「善數」多半並非在說八卦象數。他老人家的意思恐怕是說，與道合真，以道待人，必定能獲得大眾愛

---

❷ 中國大陸節目《最強大腦》第一季參賽選手，有驚人的算數天賦。

戴，大家自然會甘心效力，不計不算，事事物物，甘心情願，以滋養道，輔助正道。這樣才算「善數」。

以道待人，才是善數。以道治身，則可強身。以道治國，則萬民皆可體道之大德，那時就能做到「路不拾遺，夜不閉戶」，不要求人們閉戶也無虞，這才是善閉。所以善閉是不閉！好比虛空，沒有關閉，但萬物皆關閉虛空之下。

好比玄關一竅，很多不入門的老師以為是人體的某個地方（甚至甚至包括很多名家嫡傳弟子），但玄關一竅哪能在人體的某個地方呢！玄關一竅是知道的人死活不會講，講的人死活不可能真的知道的一關。玄關一竅，偏偏不在身內不在身外，它明明白白就在那裡，而你不得真傳卻永遠「無關楗而不可開」。❸

以道接物，才是善結。若叛經離道而想求道，則像無愛而求婚，想以一紙婚姻捆約，終究會離散而不可求。以道接物，雖遠在天邊，亦可內真外應，時刻不離。所謂「行住坐臥，不離這個」。那才是老子所說的「善結無繩約而不可解」。

魏伯陽真人在《參同契》中對這句話這樣注解：「陽燧以取火，非日不生光。方諸非星月，安能得水漿。二氣玄且遠，感應尚

---

❸ 請參閱胡塗醫著《問道中醫》第六篇〈「玄關」VS「先天一炁」〉。

相通，何況近存身，切在於心胸。」

與道為伍，是為最善結。與煩惱為伍，是為最難結。我們心中的八萬四千煩惱是多麼大的「心結」啊！最難解的「心結」與最難得的「善結」，中間隔著薄薄一層東西叫做「轉念」。

所以悟時，轉身即是，迷時，咋轉都不是。悟時，煩惱即菩提，迷時，菩提亦煩惱。

◆聖人渡人，潤物細無聲

所以悟道了的聖人，會不著痕跡地應世渡人，你未必看得出來。他們會言所當言，或不言所不當言，甚至「無言」教化，你聽不見，卻不見得他就不善言。他們不算計，而大眾心甘情願護持。他們似乎有絕學不願意公開，但是「天之至私，用之至公」，明明白白擺在那裡等著你呢！他們和你也沒啥契約，但只要你真心求道，總有一天得回來找他們。

聖人們總有自己的慈心悲願，他們有自己的應世方式。聖人視物我一體，人我無二，縱然人、物與我確實在世俗中有分別，但是

其心合於至道，早無分別，更無厭棄。明道之後，一切任運自然，以自己的光明，如奇兵偷襲般悄無聲息，卻能引導他人走向光明。這不是大乘菩薩道是啥！所以胡塗醫每次聽到別人批評《道德經》「消極」都想笑！

善行、善言、善數、善閉、善結……諸「善人」，起心動念皆合於至道。這樣的善人，實在堪為人師，足以做那些離經叛道、背道而馳、不善行、不善言、不善數、不善閉、不善結……諸「不善人」的老師。故說「故善人者，不善人之師」。

當然，不善人的「不善」之處，正是可茲借鑑的資本，可以提醒、對照看看是否自己已經真的是「善人」。故曰：「不善人者，善人之資。」

太上總提倡要絕聖棄智，所以這裡也不忘慈悲提醒「不貴其師，不愛其資」，否則就是「雖智大迷」，並說這才是要妙所在。悟道之後，善惡兩不思量，哪來那麼多貴師愛資呢！

所以高明的人不愛當老師，更不會因為有人崇拜而沾沾自喜得意忘形。其善已可為人師而不自貴，這就是「不貴其師」。其不善被為師者借鑑卻不希望對方總是有這麼多不善，這就是「不愛其資」。否則就真的「雖智大迷」了。此中要妙，除了老君，還有誰是知音呢？

求道解惑 Q&A

大頭娃娃：

先生這篇文章真是解得太棒了，真是入情入理入心！一直沒關心美國大選這些事，這兩天突然看到微信圈裡全是關於川普和他子女的文章，細細讀來真是很感慨，最讓我深有體會的就是文章裡對「堅持」二字的深刻體會和理解！

這也難怪川普能當上總統，那可不是偶然的，絕對是情理之中的事！也真是先生分析的這樣：川普早已時時處處按照《道德經》在行事做事，哪有不成功的道理？

胡塗醫：

沒文化，真可怕。我說的是「川普的這個善舉」——毫不猶豫用自己的私人飛機救孩子這個善舉正暗合《道德經》的智慧，而不是說川普時時刻刻都如此，他算老幾啊，能「時時刻刻按照《道德經》在行事做事」！

所以讀文章要用心，別人說東，不能讀成東西南北。

小文：

巧了，前幾天剛看了李教授的〈臺大校長用科學實驗證實了佛神的存在〉的演講影片，很神奇，讓人耳目一新。

胡塗醫：

老李用科學家的理念研究了這麼些年下來頗有收穫，他非常希望自己能夠擁有這樣的能力，以便更深入研究。However，有了這種能力之後就不願意用「科學方法」研究了。

恬淡虛無：

感恩先生解惑！「故善人者，不善人之師；不善人者，善人之資。」原來是這個意思……「本來無一物，何處惹塵埃」、「出乎本心」就能自然達諸善吧。

請教先生《參同契》那一句和「善結無繩約而不可解」的對應中，「感應」、「切在於心胸」是「善結」，而「陽燧取火」和「方諸非星月」（不知道這句啥意思）是「繩約」嗎？不太理解兩者的對應，能否請先生再點撥一下。

胡塗醫：

方諸，在一些古書上又叫陰燧，古人一般用大蛤的貝殼來製作。《參同契》、《陰符經》等均是「注解」《道德經》和先天八卦圖的。

在先天八卦圖裡，同類對立相應而成整體，乾坤父母排列上下而相應；坎離中男中女西東排列而相應；震巽長男長女分東北與西南而相應；兌艮少女少男於東南與西北相應。

日月與我們雖然相距遙遠，但是利用陽燧陰燧，與其相應就可
以取來火、水。如何個取法呢？這就是自然法則——雖無繩約
而不可解。

日月如此遙遠都能被相應取來水火，何況人身如此近切之物
呢！更何況成丹的大藥還在心胸之中呢！

知這守那

老子在上一章裡說過，合於至道者才是善人，背道而馳者就是不善人。這裡的「善」，不單單是「善良」，而是「合道」，而「不善」也不是「不善良」，而是「不合大道」。

所以一個善良的人，也完全可能是一個不合道的人。而合道的人，必定是善良的人。「善人」們由於合了大道，所以懂得知雄守雌，知白守黑，知榮守辱。老子接著在第二十八章說：

「知其雄，守其雌，為天下溪；為天下溪，常德不離，復歸於嬰兒。知其白，守其黑，為天下式；為天下式，常德不忒，復歸於無極。知其榮，守其辱，為天下谷。為天下谷，常德乃足，復歸於樸。樸散則為器。聖人用之，則為官長，故大制不割。」

這裡的雌雄、黑白、榮辱雖然是「對立」的，卻是「同類」，就好比陰陽雖然也是對立的，但是一陰一陽之謂道，陰陽是互根的。雄，是陽，剛健勇為。

但修道做功夫，與行軍打仗一樣，不可一味肆意剛勇，不可貪功妄進。所以要持守「雌」的一面——收斂、克制、隱忍。若能如此，方能審時度勢，虛心向下，猶如天下的溪澗之水般處下、處柔、處低。故曰「知其雄，守其雌，為天下溪」。

◆收斂躁進，持守安靜

在練功修道做功夫上，人的「心神」就是「雄」，其性剛強難以馴服，終日雜念不斷，奔馳不息，其躁進妄念十分剛健難化，怎麼辦呢？

上乘練法是「知其雄，守其雌」，我自如如不動，持守安靜虛無，管他媽的妄念閒情！次一乘的就是收視返聽，凝神入氣穴（「為天下溪」）。日久功深，自然可以使人身的常德顯現，回歸於生命本源。

所謂「常德」，就是大道真常所表現出來的功德妙用。常德不離，是指行住坐臥不離這個，抱道終日，雌雄一體，動靜一如，身心自然柔軟如初生的嬰兒般離道最近。故曰：「為天下溪，常德不離，復歸於嬰兒」。

如此用功修持，很快就能光明朗發，就像那些被胡塗醫開發過的小朋友們一樣，閉上眼睛，眼前也有光芒萬丈的小太陽般的光明，古人管這叫做「虛室生白」。

有了這個境界，世間很多道理就慢慢會明白。咱們老中的文字很有意思，這「明白」兩字，明道之後，疑惑冰釋，知見清清楚楚，就是「明白」。

◆光而不耀，內涵自守

太上提醒的是，修道到了這個階段，光明朗發，具備了對萬事萬物都十分敏銳、明白其情理的智慧了，這時更不可輕易顯山露水過度使用，因為這個「炫露耀物」的能力太耗能量。而應該內涵自守，守住那昏昏默默、窈窈冥冥之道。

這是老子在《道德經》裡多次提醒的。修道的人要「光而不耀」，要「俗人昭昭，我獨昏昏」，要「明道若昧」。

老子所說的「白」，是修道做功夫到了一定程度，「明白」之後的光明朗發，智慧昭然。而「黑」，則是指「昏昏默默」、「窈窈冥冥」，外示昏暗、愚昧。這樣才能合於無黑無白的至道。

至道，黑白全無，善惡不沾，這才是先天模式，這個先天模式，才應該是天下人的身心本俱的行為方式。至道，善惡兩不思量。但在行功上，要提醒自己守持住昏默窈冥之道，才能合於天心，日月不過，四時不忒。

天心即是無心，無心即是無極。無極即大道。故曰：「知其白，守其黑，為天下式；為天下式，常德不忒，復歸於無極」。

前陣子卓瑪（瑞士的中醫大夫）讓我給他們瑞士中醫協會的一些中醫大夫講古傳中醫「如何用數來治病」，我讓他們都來我辦公室喝茶，邊喝茶邊講。卓瑪問我要收多少錢，我讓他們每人各準備了一筆錢。

結果有人跟卓瑪討價還價，還有人認為因為胡塗醫「不是從醫的」，這「第一次不該收那麼多錢」（他們平時聽慣了各種免費講座），最後不來了。後來那幾位決定花「重金」來聽我忽悠的，到

了我辦公室我才宣布這次免費結緣，估計沒來的人腸子要悔青了。

古傳中醫的東西歷來「萬兩黃金不輕傳，十字街頭送有緣」，千古以來哪有販賣大道的呀！我知道在瑞士做中醫的，多半都是普通工薪階層，但是你要來問道，總不能讓你抱著試試看的心態來，不能抱著只想索取不想付出的念頭，總得有點兒誠意呀！

若真要付錢，我一天講 7 個小時的時薪，傳授那麼多即學即用的妙法，哪裡是普通中醫師付得起的！我知道這些同行心疼錢，偏偏要讓他們準備好錢，讓他們覺得我黑心。這就是「知其白，守其黑」。

賺錢當然是好事，勝利也是光榮的。但是好事的另一面就是壞事，光榮的另一面就是不光榮。好比有白天就終歸有黑夜，有新官上任就會有舊官下臺。

有陽必有陰；陰陽兩種物質的臨界點是光速，陰陽之間的臨界點是念頭。一個人如果把錢財、榮耀都歸於一己所有，危險、屈辱的到來就是早晚的事兒。

所以老子叮囑要「知其榮，守其辱」。萬事萬物，若能得時得理，必定榮貴顯達。好比草木逢春自然欣欣向榮。

修道做功夫，到了光明朗發之時，你稍微一用這些超能力，各

種榮譽誘惑也就隨之而來，若濫用它並且驕肆於各方，必定惹禍。歷史上不乏各種倒下來的大師都是因為這個原因。若能在榮貴顯達之時，繼續保持謙虛謹慎，不驕不躁，虛懷若谷的「作風」，才堪成大器。

好比深山空谷，任風來任雲飛，我自安然不動。這樣本來的常德才能充分顯發，復歸混全未破的真樸與初始狀態，從而使生命力恢復至最佳狀態，形與神俱，而盡終其天年。故曰「知其榮，守其辱，為天下谷。為天下谷，常德乃足，復歸於樸」。

◆雜念盡除，真樸顯現

有了「知其白，守其黑」的心性修煉，必定可以返觀內察，凝神定心。有了「知其榮，守其辱」的行為修持，必定可以降低能量消耗，回歸生命最原始的真樸、純粹狀態。

真樸，就是真常，就是大道的初始狀態，人心本來就是佛心，只是受了外境汙染才失卻原來的真樸。如果能把後天的雜染去除，真樸自然顯現。

　　真樸、真常，無形無相，它一旦破散之後，在圓為圓，在方為方。在大為大，在小為小。在曲為曲，在直為直。在高為高，在矮為矮。在胖為胖，在瘦為瘦……這就是「樸散則為器」。

　　修道有成的聖人，返樸歸真，不以雄健而守柔雌，不以明白而侮昏暗，不慕榮貴而處超然，萬物一體，人我一如，他們才是洞見生命真正主人的人。

　　這些人「宇宙在乎手，萬化生乎身」，堪稱天地間之「官長」——能主宰、能主導。故曰「聖人用之，則為官長」。

　　因天之道，合道而行，為而不恃，長而不宰，這樣的大氣量、大格局是謂「大制」。不因小失大，不逐末捨本，不拘泥於一形一器而圓成大道，這就是「不割」。是謂「故大制不割」。

　　說到底，修道做功夫，要大氣磅礴做長線投資，不要追求蠅頭小利炒短線。知這守那，這就對了，那也對了！

⟨求道解惑 Q&A⟩

心笛：

心量啊心量。

胡塗醫：

心量如海洋，智慧如海。

吹噓吹噓

前面講了「聖人用之……大制不割」的道理，就是要因天之道，合道而行，為而不恃，長而不宰，俱備這樣的大氣量、大格局才能與道合、才是與道合。

如果從社會制度上說，上古的聖人制定的社會制度，是頗有共產主義性質般的，人人各取所需，互不侵犯，所以不需要有各種律法，社會也不像今天那樣被撕裂、切割。

《道德經》第二十九章，太上接著說：

「將欲取天下而為之，吾見其不得已。天下神器，不可為也。為者敗之，執者失之。故物或行或隨，或噓或吹，或強或羸，或挫或隳。是以聖人去甚、去奢、去泰。」

◆順應天道與民心

上古的聖人要治理天下，在老子看來是「不得已」而為之。因為天下本來不需要治理，萬物自有其發展的軌跡。故曰「將欲取天下而為之，吾見其不得已」。

天下，就是天下人的天下，必須符合天道人心。天道人心，只能順從，不可恣意妄為，不可把持它謀私利，否則就會失天道、失民心從而失去天下神器。

把持越厲害，管控越嚴格，越容易激起民眾的反感。有些國家管控輿論，不許自己的國民看某些不和諧的言論，這樣反而會激起民眾的反感，最終其國民就會翻牆。這一點老子在兩千多年前就看到了。故曰：「天下神器，不可為也。為者敗之，執者失之」。

在修道做功夫上來講，大道本來就在那兒，無來無去，你修或不修，道就在那裡。可是不修卻無法明道，所以也是「不得已」而為之。

在用功時，亦不能貪功冒進，不可意念過重，不可自作聰明加入一些師父們沒傳的觀想、念頭。否則你越用功離道越遠。若不順應自然不依教奉行而恣意妄為的話，你僥倖強行於前也好，恣意硬

來於後亦罷，都是離道萬里的。

好比一個政黨，瞎做決策，號召民眾土法煉鋼，妄想超英趕美，吃大鍋飯，肯定就要餓死人。隨後不問黑貓白貓，肯定就要出貪官汙吏等碩鼠。再如你老要對人噓寒問暖，刻意為之，刻意的馬屁會讓人不舒服。

或者像明明該用溫柔的方法，你卻非要用強，羸弱者肯定受不了。或者你要在只可以承載半噸重的車上堆一噸貨，車輛必定危殆。所以強行妄為的前行、後隨、溫柔、剛強、安載均是「擾」人「擾」物，亂人亂物的。人也好，物亦罷，得各隨順其固有本性來才能讓其達到最佳功用。否則你把老虎養在草原，把獅子養在森林，把猴子養在平地，把牛馬養在樹梢，就是違背了自然之理了。

同理，在修道做功夫上，該用文火的地方得用文火，該用武火的時候得用武火，該噓氣時噓氣，該吹氣時吹氣。否則就是盲修瞎煉。太上所說「故物或行或隨，或噓或吹，或強或羸，或挫或隳」就是這個道理！

千古丹家有句名言叫做「聖人傳功不傳火」，金丹大道要成就，火候是不可或缺的三大要素之一。上次跟臺大李嗣涔校長聚餐時聊起特異功能人孫儲琳女士❹時我就說，可惜孫女士沒遇到明

白人，否則以她的先天根基，若知火候的妙用，一下子就可以生死解脫，證得大道。

　　火候之大要，「月之圓存乎口訣，時之子妙在心傳」，習者只有在自然、真誠、虔誠的求道心上才有可能獲得火候的口訣。因此聖人才教人要懂得滌除其甚，去除其奢，乃至避免在康泰境界（Comfort zone）裡打轉。故曰「是以聖人去甚、去奢、去泰」。

---

❹ 為中國大陸的特異功能者，從事人體科學實驗研究。

《求道解惑 Q&A》

李大俠：

是啊，保鑣不僅要能擋子彈，還得會擋歌、擋酒、擋色、擋各種煩惱，所以名人們都很需要；然而明人們卻真的都不需要，因為祂們本來就是大家的保鑣……

胡塗醫：

真修行的人不需要保鑣的，天下再厲害的保鑣，哪能跟龍天護法比啊！所以當時佛牙舍利去臺灣，星雲大師讓護送的武僧一概去休息，老和尚深知佛牙出自佛陀真身，有的是龍天護法看著，不需要人間的保鑣。這才是真正的大師！

道與不道

老子在《道德經》裡多次提到王、國、兵等政治軍事概念，這是一種身國同治的智慧。在前面一章裡，他老人家說聖人們懂得要「去甚」、「去奢」、「去泰」，不貪多求利，不奢靡喧譁，不追求外在的聲色犬馬，因此他們才能擁有自我純粹的天真本性，才能體悟大道的潔淨精微。若是治國，當然就可以居安思危，天下大治。老子接著說：

「以道佐人主者，不以兵強天下。其事好還。師之所處，荊棘生焉。大軍之後，必有凶年。善者果而已，不敢以取強。果而勿矜，果而勿伐，果而勿驕，果而不得已，果而勿強。物壯則老，是謂不道，不道早已。」

這些話很明白，好比輔助君王的臣子，應該懂得不能動不動建議國王用兵一樣，因為因果循環，「用強」就會「被用強」，大道好還，因果不爽。

◆依循大道，不用強

許多修煉的人，一旦入門，獲得先天一炁的妙用，會有不少超乎常人的能力。這些陸陸續續顯化出來的能力，不管是千里診病還是空中取藥還是啥神乎其技的能力，在普通人眼裡都如厲害的兵器，我們卻不能隨便亂用。

我們要修的是大道，不是這些能力，這些都是修道路上的副產品，是必經之路。好比你要輔助的是國王，要講的是「政治」，而不要輕易用軍事手段，否則用兵去強迫、征服天下，終究不長久。故曰：「以道佐人主者，不以兵強天下。其事好還」。

聖人身國同治，千古如此。孟子所說「得道多助，失道寡助」，治國用兵如此，修身了道亦如此！若妄用兵，興師動眾之處，最終必定會田園荒蕪，荊棘叢生。

　　濫用修道的「副產品」，同樣是危險的，有時會讓自己惹了一地雞毛。世上不少有超能力的大師，到處表演，最後沒有幾個得善終的。這就像勉強用兵般，軍隊所過之處，哀鴻遍野，傷病慘重，往往伴隨著瘟疫橫行。故曰：「師之所處，荊棘生焉。大軍之後，必有凶年」。

　　明道的聖人們知道，這些厲害的「副產品」、超能力，只是修道途中必定出現的結果之一，沒什麼了不起。不要排斥它，讓其止於至善就好。好比治國或用兵，要用善的力量不戰而屈人之兵才是至善之舉。而不應該挾天下重器自重。故曰：「善者果而已，不敢以取強」。

◆驕兵必敗，勿驕勿矜

　　老子在《道德經》裡多處提醒，用兵戰勝，不可以逞能、炫耀、驕傲，而該「以哀悲泣之」，覺得是那些宵小之徒逼得我不得不出手才教訓他們而已。教訓了就教訓了，不要自以為自己了不起，不要到處去炫耀去自誇，不要鼻子高高地傲慢不已。

　　好比你擁有了一些超乎常人的能力，遇到疑難雜症實在太難治，不得不對其「用兵」了，那就來一下，顯露一下就過去了，這是不得已而為之，不能老強來、硬來。故曰：「果而勿矜，果而勿伐，果而勿驕，果而不得已，果而勿強」。

　　凡事不可太過，在醫道的修煉上亦復如是。天下萬物，從出生到成長到壯大，超過了一定的「時」一定的「數」，就要趨於枯趨於老。我們的身體其實也如此。

　　作為君王的是我們的「心」，我們的「身」就是那個「天下」。我們在養生修道，所作所為，彷彿就是那個「佐人主者」的臣子般，不能硬來，不能以「兵強天下」。練功要動靜結合，不能硬來，不能太過。

　　許多運動員由於一直在超負荷運動，往往落下一身傷病。這也是「師之所處，荊棘生焉。大軍之後，必有凶年」，一點都不奇怪！本來運動是能養生的，但是為了求得某種特殊的功果，超負荷折磨身體，這就像養生修道的人七情六欲過旺，妄念不止，自然百脈不調，猴年馬月也難以完成「百日築基」，這不合大道。故曰：「物壯則老，是謂不道」。不合大道，就是滅亡的前因。所以無法「盡終其天年」，早早就死了。故曰：「不道早已」。

勝而不美

前面講過，老子一直強調身國同治。天下、國、君等名相，看似說的是天下、國家、君王，其實另有所指。君，是比喻我們的心、心王。國家和天下，說的是身、身體。一個修道的人自然懂得應以柔和、虔誠來輔之以心，行為舉止自然不會粗暴張狂。

如果舉止粗狂，便似強用刀兵一樣，「師之所處，荊棘生焉」，必定會由於心情躁動而致百脈不調，四大違和，疾病來襲。這就像大軍作戰過後，必定凶多吉少，恍如「大軍之後，必有凶年」一樣。

太上在第三十一章緊接著說：

「夫佳兵者，不祥之器，物或惡之，故有道者不處。君子居則

貴左，用兵則貴右。兵者，不祥之器，非君子之器，不得已而用
之，恬淡為上。勝而不美，而美之者，是樂殺人。夫樂殺人者，則
不可以得志於天下矣。吉事尚左，凶事尚右。偏將軍居左，上將
軍居右，言以喪禮處之。殺人之眾，以哀悲泣之，戰勝以喪禮處
之。」

◆師之所處，荊棘生焉

　　像核武器這樣的厲害兵器，其實是「不祥之器」，這個道理誰
都懂，所以天下仁人志士必定厭惡這樣的武器。有道之士，必定以
無為治天下，而不以「兵強天下」。同理，盛怒傷身，「有道者不
處」，而處柔、處下。

　　當然，儘管有道者不處，但也自然有人來護法衛道。好比藏傳
佛教，有專門的「忿怒尊」護法。再仁慈的國家，有個核武庫放
著，外敵自然不敢輕舉妄動。所以好的師父，對徒弟歷來是打罵有
加，讚賞極少的。

　　我有一次跟孫儲琳女士煮茶論道，說起師父揍徒弟，她說她師

父常常在她沒有領悟到的時候，「拿著棍子唰地給我一杵」，從來都「眼明手快」不落空，常打得她身上一塊一塊的青斑。

有一次孫儲琳女士的師父教她「抖藥片」。她想偷看藥瓶子裡有什麼藥時，「師父舉起了棍子」。孫女士說：「我一看到棍子舉起來……就趕緊閉起眼睛。」

後來她學會了「抖藥片」，想偷點兒藥回大學實驗室給教授化驗，又挨一棍子——歷來明師教徒弟，好徒弟還真是一棍子一棍子打出來的啊。

現在的人，你別說打他一棍子，就是把這個「古傳中醫論壇」的「積分」給清零了他都敢來興師問罪，卻不懂得這是要大家少泡論壇多實修，別整天為「賺積分」亂發廢話。若是敢問他要個2萬大洋，他更是覺得你人品有問題了。

所以現在的師父也不好當，現在的「師之所處，荊棘生焉」卻是師父不好當，處處荊棘叢生，所以胡塗醫一出來寫博客就早早宣布不做任何人的老師，這是老子的「先進理念」。

◆道者之胸懷

什麼叫「君子居則貴左，用兵則貴右」呢？很多人的注解都說這是古代的禮節，古禮卑左而貴右，所以君子平時謙卑，打仗時勇猛。這似乎說得通。

胡塗醫偏向於認為，左為陽，右為陰，君子平時光明正大，用兵打仗時卻不能不用點兒陰的謀略（陰謀），故說「君子居則貴左，用兵則貴右」。

老子接著語重心長強調說「兵者，不祥之器，非君子之器，不得已而用之，恬淡為上。」核武器真的是不祥之器，非君子之器，不能看得太重。

當然，老子的意思，似乎核武庫還是得有啊，否則像川普這樣的人上臺，你家裡沒有個核武庫他還不早欺負上門來了。我想明師們揍徒弟也是「不得已而用之」，懲戒一下就拉倒，「恬淡為上」。

有道之士，萬一不得已而用兵，縱然打了勝仗，也不是啥美事兒，更不值得宣揚。打勝仗一般就意味著多殺人，把打勝仗當美事，當成值得宣揚的好事，那無異於宣揚以多殺人為樂。樂於殘害

生命，哪能得天下的民心呢？

好比川普上臺，一下子把 7 個伊斯蘭國家的公民全部禁止入境，這只能為美國樹立更多敵人，哪能得天下民心呢！

故說「勝而不美，而美之者，是樂殺人。夫樂殺人者，則不可以得志於天下矣」。

中國古代講究「左青龍，右白虎」。青龍在左，處東，為草木生長之木位，萬物欣欣向榮，是萬物吉祥之所處。所以古時凡有吉祥善事皆以左邊為上。

白虎在右，處西，為草木凋零之金位，宜用刀兵。古時的喪禮凶事均以右邊為上。這就是「吉事尚左，凶事尚右」。

打了勝仗，雖然也值得慶賀，但是因為生靈塗炭，損兵折將，所以還是應該按照喪禮、凶事來處理，故讓「偏將軍居左」（因其可能不是主要「行凶」之人），「上將軍居右」（上將軍當然是厥功至偉、殺業也最重）。這樣「言以喪禮處之」是因為上天本來有好生之德。

雖然《陰符經》說「天生天殺，道之理也」，但是《道德經》卻告誡要「殺人之眾，以哀悲泣之，戰勝以喪禮處之」，有道之士，惜兵愛將，悲憫敵人，這才是有道者的胸懷。所以明師們打完

徒弟多半心裡也苦著吧！

　　老子通過講戰爭來傳道，這也難怪千古以來的名將都愛拿《道德經》當兵書來看。

　　所以這次古傳中醫論壇的積分清零，若有人「以哀悲泣之」者，恭喜你們將會成為有道之士。

　　補充說一下，所謂吉凶，其實也不必執著。好比戰場上，對一方為吉，對另一方必為凶。李老當年要教我一些「趨吉避凶」的方法，我不願意學。所謂德全不危，各有因果，心中喜樂，自然平安。世間廣狹，皆由自造嘛。

Sophie：

請教先生，啥叫「抖藥片」？是不是像空中取藥一樣無中生有抖出藥來？

胡塗醫：

抖藥片就是功夫界所說的「突破空間障礙」的一種。具體就是將密封在藥瓶裡的藥片「穿越」出來，當年全國公開的只有張寶勝 ❺ 能做這個，孫儲琳女士看了很羨慕，可惜自己不會做，她師父就教了她，她也一個晚上學會了。

如果懂得把這個功夫運用在醫療上，則可以把患者的結石腫瘤啥的「抓」出來，無痛無傷害，比較省事兒。

陽光：

感恩先生！中國古代講究「左青龍，右白虎」。青龍在左，處東，為草木生長之木位，萬物欣欣向榮，是萬物吉祥之所處。所以古時凡有吉祥善事皆以左邊為上。

白虎在右，處西，為草木凋零之金位，宜用刀兵。古時的喪禮凶事均以右邊為上。

---

❺ 中國大陸著名的特異功能者，以氣功見長。

看了先生的解釋忽然想到家裡的廚房適合在西邊，宜用刀兵，
孩子們的臥室宜在東方，象徵欣欣向榮。不知道對不對。

胡塗醫：

大道無處不在，哪個方位都是吉利的。關鍵在心。當然，對於
不明真道，不修大道的人，那還是要講究一下才好。好比今年
（2017 年）立春，廉貞星飛臨離宮正南，普通人就應該盡量
避免在正南方睡覺、辦公。

投票瞭解：

先生好！不理解「在正南方睡覺」是什麼意思。是頭朝南？還
是腳朝南？

胡塗醫：

一個房子總是有東西南北 4 個方向的，今年若有可能應盡量避
免在房子的南方、南邊睡覺或工作。❻

---

❻ 請參閱胡塗醫著《醫易閒話》第二篇〈吉星高照〉。

最上乘法

前面說到老子愛用天下、國家、君王、刀兵等來傳道，這就像星雲大師人間佛教的道理，把高深難懂的佛道用最生活化的語言來表述。大道無所不在，自然可以應用在各個領域。無論是治國、治身、修道乃至行軍打仗，甚至連做強盜都有「道」。老子接著講了大道的妙用：

「道，常，無名。樸雖小，天下莫能臣也。侯王若能守之，萬物將自賓。天地相合，以降甘露，民莫之令而自均。始制有名，名亦既有，夫亦將知止。知止可以不殆。譬道之在天下，猶川谷之於江海。」

◆先天大道，自然任運

千百年來，「道常無名」四個字的斷句大多是「道常無名」。胡塗醫把四個字斷成「道、常、無名」並不是為了標新立異，而是因為這三個都是老子所說的同一個東西：道！道是常、是無名、是樸、是小、是大……常，是互古不變，獨立不改，周行不殆。

無名，是沒有固定的「名」、形狀，一直都變化著的。大道的最初功用就是常、無名、樸。悠悠太初，混元一片，先天未破，恆常自然，雖然細微非普通人所能覺察，亦無名相可茲表述，但她生成萬物，主宰萬物，誰也別想使她「臣服」為己所用。

她「小」到看不見，正是因為她「大」到無邊無際甚至可以主宰一切，讓人摸不著邊，這也叫「不可得而親」！因為天下沒啥東西可以窺見她、把握她、使她臣服。

故說「道，常，無名。樸雖小，天下莫能臣也」。侯王如能守道抱樸，則天下萬民自然賓服，修道者若能見著真道，則世間萬物萬法無不自然任運，「不信群魔不來飯」！故曰「侯王若能守之，萬物將自賓」。

人能見素抱樸，自然心安理得，恬淡虛無。身內陰陽二氣自然

交會平衡，氣、脈、息平衡有序，口內金津玉液自然產生而滋潤身心。這就是因為做到了「與天地合其德，與日月合其明」，彷彿天地交而陰陽合般普降甘露，萬民不必求雨多寡而雨露均施。故曰「天地相合，以降甘露，民莫之令而自均」。

◆後天世界，有名有相

先天世界，無名無相，不可言說，不可思議。但是一旦開始了後天，則「始制有名」。有名萬物之母。天地萬物生成之後，即是後天。後天世界有名有相。人們便人為地安名立制，高下、前後、音聲、尊卑、主次等等「名」、名目、形式乃至綱紀、制度等等就應運而生了。

慢慢地，人們便執著於這些假名以為實相。名稱越來越多，理論越來越多，各種各樣的「越來越多」……慢慢就捨本逐末了。所以還是要適可而止，懂得「返回」做功夫才行。故說「始制有名，名亦既有，夫亦將知止」。

適可而止，不可專尚名相、理論、制度等等「外在」的東西，

才可能有覺悟的一天，才能避免危殆。所以說「知止可以不殆」。

說白了，道無所不在。道處柔處低，所以擅能納受、攝受萬物萬民。彷彿大海把自己的位置放得最低，川谷溪澗終究留不住流水一樣，終歸大海做波濤。

修道者當如大海一樣，心如圓鏡，性海圓明，萬念不生，一心不亂，則先天一炁自然而來，終歸性海。是謂「譬道之在天下，猶川谷之於江海」。

若要說最上乘的采氣法，這就是最上乘的煉養之法。不練自練，不采自采。二六時中，謹善護念。老子所言，與釋尊所傳，一無二致焉。

求道解惑 Q&A

Ared：

請教先生，這一章裡的「樸」我們到底要怎樣去理解呢？如果說它是如「常」和「無名」一樣是形容「道」的某種特性，為什麼文中說「樸雖小」呢？

如果說它是物，那又到底是怎麼樣的呢？在生活和實修時，我們要如何做才是抱「樸」、返「樸」？

胡塗醫：

樸、無常、無名是道的功用。說其小可，說其大亦可。說其小，是言其「最細微」的運用、功用。生活中如何做？要看你在哪個階段、境界中了。簡而言之，注意細節，擅自護念。

不失者久

　　大道無所不在，體道之士，必定以天理為常德，能見素抱樸，見別人所不見，體己及人，少思寡欲，伏常人所不能伏。這就是老子在《道德經》第三十三章中說的「自知者明」等妙用。

　　請看這一章：

　　「知人者智，自知者明。勝人者有力，自勝者強。知足者富。強行者有志。不失其所者久。死而不亡者壽。」

　　知人的智慧，不是每個人都有。所以能知人者，是睿智的人。歷代領袖群倫的，無不是知人善任者。知人，當然是睿智的，但是自知——徹底瞭解自己的德才、體性過失與否的人才算是明白人。

知人在心，不宜外露機智，知若不知，不知而知。先正己、知己，方能包容別人的知或無知，這是有道者的「知人」。故曰「知人者智，自知者明」。

◆以天理為常德，知行合一

能勝過他人，多半是比他人更有毅力或力氣。真正的強者，是那些能夠克制自己的妄念，降服自心的人。如何降伏其心呢？普通人得從細微處做起。

一念不純，心地一動，即刻提起正念。如此則易凝神、入靜而漸入聖境。一個體道的人，以天理為常德，必定淡泊自然，少思寡欲，因此表現得更加知足、知止，視功名利祿等為身外之物，富貴淡然，貧窮也坦然。無論貧富，性體常圓不虧。

此謂「勝人者有力，自勝者強。知足者富。強行者有志」。他們懂得知行合一，在修道的路上，知一行十，精進不懈，矢志不渝，不死無休！這是真正的「強行者有志」。

有些人信誓旦旦說要跟胡塗醫學習古傳中醫（還好，現在不敢

輕易說要拜師了），可是我左看右看也看不出他們有「強行者」的志氣，如何敢傳之以至道呢？修道路上，「知人」不容易，知誰為明師誰為高徒尤其不容易。

但不管「知」多少，求道者得有自知之明，自勝強行之志，否則遇到明師又有啥用？天下的明師其實不少，見過明師們的各路人馬也所在多有。

由於這個時代交通便利，通訊發達，很多仁波切 ❼、堪布 ❽、道長、牧師到處弘道，接引的信眾常常都以上萬計。

萬千信眾，有幾個真能「強行有志」呢？修道求道雖然要誠信篤志，但是很多人最多只是一次又一次不斷「表忠心」般慷慨激昂一番，過去了就過去了。這哪裡堪承受法器呢！

太上說「不失其所者久」，一個人只有尊道貴德，以道為尊，以德為貴，以找回自己本來面目的天真本性為應止之所，這才是長久之道、長生久視之道。

及至道果功成，與天地合一，共命運、同造化時，則生無所生，死無所死，生死一如，解脫自在。

---

❼ 尊稱用語，可用於人稱或對物品的敬稱，此處指的是藏傳佛教上師。

❽ 原意為和尚，現在多指通過寺院佛學教育認證的僧侶。

那時就算肉身無法「形神俱妙」死掉了，其形質雖不存，其性體卻永存太虛。佛學叫做無餘涅槃，老子叫做「死而不亡者壽」。

每每再讀《老子》，聽一些老前輩評說老子所說的道不及佛陀所說之道，笑話老子者，我恆笑話之。

哈哈，「不笑，不足以為道」。

何處無道

大道無所不在，這就是老子在《道德經》第三十四章中所的「大道泛兮」。全章如下：

「大道泛兮，其可左右。萬物恃之以生而不辭，功成而不名有，衣養萬物而不為主。常無欲，可名於小。萬物歸焉而不為主，可名為大。以其終不自為大，故能成其大。」

大道無所不在，道在物中，物在道中。左也有道，右也有道，東也有道，西也有道。前頭提過，道如金子，在手指上可以是金戒指，在耳朵上可以是金耳環，掛脖子上可以是金項鍊。做成碗，是金飯碗。做成匙，是金鑰匙。大道悠悠，在方為方，在圓為圓。

◆大道無所不至

大道無形，大道又無所不形。形與不形，有與無，沒區別，不刻意，一任自然，隨緣任運，百姓日用而不知。所以明道者，常頓生「原來如此」、「轉身即是」、「實無所得」等諸般感慨！

宇宙萬有，都是彼此互相聯繫著的。聯繫這萬象的，正是悠悠大道。上下、左右、東西、南北、無所不至，唯有大道。

當年釋尊在菩提樹下金剛座上悟道成佛，他到底悟到了什麼呢？按照佛經上的說法是悟到了緣起法，「諸法因緣生，諸法因緣滅」。

萬事萬物都不能單獨存在，都互相聯繫，其背後的本來面目是無處不在的大道。這就是「大道泛兮，其可左右」。

人間何處無大道！

禪宗有個著名的馬祖道一禪師吐痰的公案。說的是馬祖道一禪師有一次打坐時突然有了口痰，忍不住要吐了，就往佛像上吐去。佛像是何等尊貴，豈能對其吐痰呢！

旁邊的侍者看不下去，責備禪師說：「師父啊，您哪裡不能吐痰呢？為啥非要吐往佛像上呢？」

馬祖道一禪師微微一笑，又咳嗽了兩聲，問侍者：「對不起，我老人家又要吐痰了，請問虛空之中，何處沒有佛？我這口痰該往哪兒吐呢？」

悟道的道一禪師，自然明白佛的法身無處不在，佛像固然代表佛陀，虛空法界，何處沒有如來的淨法身呢！大道亦如此！老子輕輕一句「大道泛兮，其可左右」就說完了。

◆效法大道，終不為大

大道生成萬物，主宰萬物，世間萬物，森羅萬象，無非道的體現。「溪聲盡是廣長舌，山色無非清淨身」。我們卻渾然不知有「道」存在，更談不上有想過回報她啥。

而這悠悠大道卻獨立不改，亙古長存，為我們不辭辛勞，生生不息，有功於萬物而不讓萬物知道，不標榜，不邀功。甚至庇護、養育著萬物也不願意現身出來做萬物的主人。這就是「萬物恃之以生而不辭，功成而不名有，衣養萬物而不為主」。

大道無名，無私無欲，簡直微不足道，所以可以說她「小」。

故曰「常無欲，可名於小」。天地萬物都是她所生，最後也都全歸到她那裡，她也不自以為主，徹底把自己處低、處無、處小。

這種小而無內，以虛、無、空、寂來包容宇宙萬有，這就是「大」。所以修道的聖人效法大道，終不為大，不自高，不自大，才是真偉大。故曰：「萬物歸焉而不為主，可名為大。以其終不自為大，故能成其大」。

修道有成的聖人，其心空洞，了了靈靈，無物不照，無物不容，不矯情，不戾物。這就是太上所描述的「聖人無常心」，無非因物附形，隨機應變而已。

為何能做到如此這般清明呢？無非了道而已。「大道泛兮，其可左右」，大道無處不在，把握當下即是。

不知讀者諸君，有無一悟？

不見不聞

　　在胡塗醫前本著作《醫易閑話》第一篇〈大象〉一文中，我們說到「所謂『大象』，說的是先天八卦圖裡的『八卦之象』，因其表示的是萬事萬物的廣象、大象、抽象（有時具體）的形象。」

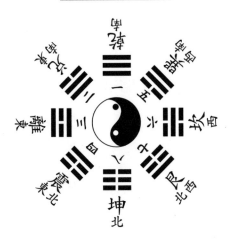

先天八卦圖

老子在《道德經》第三十五章裡說：

「執大象，天下往。往而不害，安、平、太。樂與餌，過客止。道之出口，淡乎其無味。視之不足見，聽之不足聞，用之不足既。」

◆如何窺見天道

這裡的「大象」，說的就是無形無相的大道。道雖無形無相，但是「其可左右」，宇宙萬象，在在處處，無不有她！倘若能執守這無形無相的大道，則可以不言善應，不招自來，天下萬物，無不賓服而回歸大道。

練功修道，則不練而自練，不修而實修。這才是最最終極的修道方法呀。一如《陰符經》所說「觀天之道，執天之行，盡矣！」只要觀天道、執大象，持而守之，行之有時，則天下萬物無不歸附。

這樣的歸往，毫無害處，只有心中無限的安靜、恬淡、平安、

平等、平衡、康泰、吉祥。故曰「執大象，天下往。往而不害，安、平、太。」

當然，這恬淡虛無，安靜康泰的境界，是無為之道的「德」的體現。我們普通人，難免為聲色犬馬所誘惑。

動聽的音樂，我們哪怕知道「五音令人耳聾」，也忍不住要側耳傾聽；爽口香鼻的誘餌，哪怕知道「五味令人口爽」，我們也不捨得放過，總愛為其駐足、停留、黏著。哪怕這一切客塵，品嘗過了就過了，不會留下啥。

唯有清靜、潔淨、精微、純樸、無為的自然大道，淡而無味，言語道斷，無可言說，見無可見，聞無可聞，但是她的功用卻無以倫比，怎麼比喻都不足以形容。

佛門有個偈頌說，「天上天下無如佛，十方三世亦無比。世間所有我盡見，一切無有如佛者」。

這個「佛」字如果換成老子的「道」，亦無不可！這就是老子所說的「道之出口，淡乎其無味。視之不足見，聽之不足聞，用之不足既。」

道之出口，淡而無味。所以千古悟道的人，總是燈燈相傳，以心印心。當然，並不是每個人都有足夠的根器、福德可以獲得「心

傳」。但若能深入經藏，知行合一，謙虛謹慎，總有能窺見天道，「執大象，天下往」的時候。

◆抵達無象之境界

在《醫易閑話》一書中，胡塗醫把「大象」解釋成萬事萬物的廣象、大象，說白了，大象就是無處不在的大道，就是那個本來無相的「象」。大音希聲，大象無形，大象就是無象、無相。「有」的世界，咱們比較容易理解，「無」的世界，卻要靠悟。

千古以來的傳承，明師們「道之出口，淡乎其無味」，不得不借用各種「有」的世界裡的事物來類比。這些事物，比如日、月、龍、虎、鉛、汞，遍布丹經。在萬古丹經王《周易參同契》中，更是俯拾皆是。

前兩天有位網友 medless 把自己對《參同契》「龍西虎東」的猜測、理解寫了出來。作為學術探討，這樣的猜測、探討當然是可以的，特別是要把這當「學問」去做的話。但修行、用功畢竟不是做學問不是種菜不是吃飯。沒得真傳而自己猜想，用今天的網路術

語來說，這是要逆天啊！

　　古人諄諄告誡「《參同契》之關鍵，萬世之下，慧饒顏閔，不能自通」，這些話不是隨便說的。《黃帝內經》說「象似日月」，沒有說「像是日月」啊！龍虎怎麼可能說的是月亮呢！

　　若真要把《參同契》當學問去做也可以，那就深入經藏。胡塗醫當年在師父指導下把東漢至清末的所有能找到的《參同契》注解全讀了個遍。本人天資愚鈍，未敢妄測聖人「淡乎其無味」的出口處，所以只敢謹執弟子之禮，謙恭求教。

　　在得到全訣之後，方知世上注解，其謬實多！古人批注《參同契》時曾云「奈何世人不肯參求，所以畢生莫知，通世不解也。」

　　就連國內某位有深刻體證的超能力人，要求參同之理，我也要求她專門約好時間上門來。普通人沒有明白人訣破，別說「執大象，天下往」，就算開飛機也追不到個中三昧。這也叫「視之不足見，聽之不足聞，用之不足既」吧。

求道解惑 Q&A

奧森：

引用毛主席的話說：「路線錯了，知識越多越反動。」

先生的系列文章無不指明著正確的方向。奈何咱還是捨本逐末，慚愧慚愧。

胡塗醫：

「為學日益，為道日損」。

Charlie1224：

請教先生，「無」的東西靠悟，悟跟我們一般所說的思考動腦筋猜測等的最大區別是什麼？有何簡單的標準判斷是悟了嗎？悟之前必然會經歷思考的階段嗎？

胡塗醫：

最大的區別多半是意識運用的不同。

「一般所說的思考動腦筋猜測等」用的是我們的分別識（一般來說的第七識），悟不用這個分別識，所以悟之前「必然會經歷思考的階段」的說法不完全正確，或者更嚴格地說，只要你去思考了，就一定悟不了。

有句話叫「人類一思考，上帝就發笑」，其實很有道理。至於簡單判斷是否悟了，幾乎可以肯定，凡是聲稱自己悟了或快悟了的，都沒悟。

另外一個判斷標準就是，一旦真悟，諸家經典無不冰釋。我也曾聽有網友說自己快悟了，我一般只是笑笑，或者鼓勵她繼續用功。

Sophie：

開悟的人不會說自己悟到了。開悟了就有了甚深智慧，就斷除了是非人我、貪嗔癡慢。修道不同於一般的學習，空有思考是遠遠不夠的，除了自己的實修實證，還一定得有明師指點。所以「謹執弟子之禮，謙恭求教」——先生已說得明明白白了。若還有爭辯猜測和執著，別奢談開悟，這不是修道該有的正確態度。

胡塗醫：

沒錯！

柔弱剛強

　　胡塗醫在前一篇〈不見不聞〉提到「千古悟道的人，總是燈燈相傳，以心印心」。獲得明師心傳口授的，必定是因為福德因緣積累得足夠多的人。所謂福德因緣，指的是善根福德各種因緣具足。

　　善根，就是有善良的根本心性，能夠生起自然無疑的「信解」──相信並且理解。而福德，則來自信受奉行，福德不足，就難以依教奉行，能依教奉行的，一般都是有福的。其實，「依教奉行」本身就最積福。

　　德，則來自於效法大道、效法自然，效法得越好，越接近於道之表現──德。所以，福德因緣，說到底，還在於「踐行」！明師們在正式的心傳口授之前，為了培植門人弟子的福德，往往會給弟子們很多的「磨性訓練」。過去，在禪門裡杖責跪香都是家常便

飯。在醫家，時至今日，打打罵罵也是常有的。這就是《老子》第
三十六章的精神：

「將欲歙之，必固張之。將欲弱之，必固強之。將欲廢之，必
固興之。將欲奪之，必固與之。是謂微明。柔弱勝剛強。魚不可脫
於淵。國之利器不可以示人。」

◆以退為進的智慧

這一章的文字通俗易懂，蓋因老子所講，都是「執大象」——
執取自然大道之因果發展規律。天道自然，萬事萬物均有「陰陽」
兩方面。

明道之人，必定懂得運用事物（或陰或陽）的一面去促使其另
一面（或陽或陰）進行改變，以最終達到陰平陽秘的理想效果。

用佛門的話來說，任何事物都有成、住、壞、空。用道家的話
來說，都有升、沉、變、遷。萬物盛衰，莫不如此。所以看得破、
放得下、不昧因果，則可得大自在。《道德經》真是修道的寶典！

想求大道者，不可不爛熟於胸！

過去許多人把《老子》當兵書，就是因為老子在這一章裡透露出來的智慧。遙想當年「長平之戰」中，趙括指揮主力出擊屯紮在故關前的秦國部隊。

秦將白起故意放開直通長平的大道讓趙軍長驅直入，預伏在小東倉河北岸的 2.5 萬秦軍把趙括的軍隊退路切斷。

白起指揮秦軍把趙軍主力壓進一片狹窄的山谷。把趙括的 20 萬人圍困在狹窄的山谷裡，最後因為趙軍後勤補給跟不上，在被圍了 46 天後投降秦軍。白起用兵，暗合老子所宣說的「將欲歙之，必固張之」。將要收縮合攏圍困或聚殲敵人，必定要張開放大自己的陣地誘敵深入。毛主席當年帶領紅軍也是這個打法。用老子的智慧來帶兵打仗，當然可以克敵制勝。

◆物極必反，盛極必衰

「將欲弱之，必固強之」，則是一陰一陽之道所體現出來的「物極必反」。好比今天的美國打遍天下無敵手，在其最強盛的時

候就是其走向徹底衰亡的開始。在養生修道上來說，正好需要反思，目前雖然你看上去「身強體健」，這或許正是老天爺「將欲弱之」的時候。若要惠及下半生，此時正是用功時！所以趁你現在身強體健，好好用功。如果現在已經是亞健康了，還不用功就更不像話了。

老子愛從事物「陰」的一面去講「陽」的一面的重要性。千古以來卻被人當兵法、謀略去運用。這或許是他老人家最不願意看到的吧。當然，也更說明「大道泛兮，其可左右」，大道無處不在，大道之理，應用在哪個方面都能所向披靡！

比如這句「將欲廢之，必固興之」，歷代「興之」者，若不保持謙虛謹慎勇猛精進，很快就會被「廢之」。想當年柯達膠捲、諾基亞手機是如何強大！在數位相機、智慧型手機到來之初，這兩家公司如日中天的江湖大佬地位在同業中無人能及。但由於不明白「將欲弱之，必固強之。將欲廢之，必固興之」的道理，太過Complacent，對新的科技拐點把握不當，錯失轉型良機，現在差不多都銷聲匿跡了。

「將欲奪之，必固與之」，這也是天道的規律。老天爺給予你越多，你越要謙卑，否則被「奪」得就越快！現在的很多年輕人自

以為精力充沛，熬夜、泡吧、瞎搞，揮霍精氣神，這樣未來的人生路上哪能有好身體呢！

盛極必衰，陽極生陰，這是自然的規律。既然如此，此生為人，當常反方向觀察自己的思想行為。在練功修道上來說，就是要行「返還」之功。

◆內斂守拙，在冥冥中保持清明

明白了以上的道理，才叫做明道。故老子曰：「是謂微明」。大道潔淨精微。微明，並不是說微微有點兒明白，而是說以上道理明白了，知行合一了，才算對大道明瞭、明道了。明道之人，必定對萬事萬物的微妙玄機一眼看穿。比如事物將如何向反方向發展變化，常人不知不覺，明道者卻能在冥冥之中保持覺性清明。這就是「微明」！

微明者，必懂示弱養能。哪怕練出了很高的本領，也展現柔弱的一面於人前。謙卑禮讓，處下處低，這就是「柔弱」。能夠守持「柔弱」之道，才是真正的剛強。好比謙恭柔弱的母親，往往比橫

暴剛強的父親更獲兒女愛戴一樣。這就是「柔弱勝剛強」的道理。

　　處身治國的「利器」，就是體悟宇宙萬化在陰陽兩個方面的發展變化的智慧。有如此體悟、證悟之人，懂得內斂而不炫耀，守拙而不顯擺。好比魚兒必須潛藏於水中，如魚得水，方能長久，一旦魚離水，則大事不妙。

　　所以潛修密行，抱道隱身於塵世，方是聖人之道。這就是「魚不可脫於淵」的道理。哪怕有朝一日，虛空粉碎，大道已成，也要「潤物細無聲」，不會以得道高人自居。舉凡真正明道者，必定宣稱不明道，千古皆然！這就是「國之利器不可以示人」。

$$\boxed{\text{求道解惑 Q\&A}}$$

恬淡虛無：

「依教奉行」本身就最積福。福德因緣，說到底，還在於「踐行」！謝謝先生指點！

一個朝代再鼎盛也終究有易主之時而成為過眼雲煙。只是普通人很難看清局勢。能否請教先生指點下審時度勢之法，也許不能逃頂抄底，至少能順個大勢。

昨天還在感嘆 Suisse 的犀利眼光，踩準了這 2 個世紀的時代節奏。懷疑他們是不是有本祖傳的老子譯本。

胡塗醫：

你若研究一下榮格當年如何在蘇黎世大學折騰出現代心理學，可能就不奇怪為啥 Suisse 總踩對點了。

無名之樸

在上一篇〈柔弱剛強〉裡，胡塗醫說到老子的「國之利器不可以示人」，是指那些到了彼岸的人，他們擁有了體悟宇宙萬化在陰陽兩個方面的發展變化的智慧，卻不輕易顯山露水。好比今天一個國家，若研發出了核武器，也不會輕易拿出來一樣。

利器，是聖人的智慧。但老子反覆在《道德經》強調要「絕聖棄智」。老子反對耍用世智辯聰，因為世智辯聰不是大道 ❾。

這與釋尊說的「法尚應捨，何況非法」如出一轍。莊子也說「聖人者，天下之利器也，非所以明天下也」（見《莊子・胠篋》）。大道體性，清淨無為，不假造作妄為。老子接著在《道德經》第三十七章裡說：

---

❾ 請參閱第二篇〈見素抱樸〉，P.146。

「道、常、無為，而無不為。侯王若能守之，萬物將自化。化而欲作，吾將鎮之以無名之樸。無名之樸，夫亦將不欲。不欲以靜，天下將自定。」

大道性體，清淨無為。故說道為潔、淨、精、微。《道德經》上一章說的「是謂微明」，其實就是「是謂道明」——明道了的意思。

宇宙大道，亙古不變，獨立不改，周行不殆。故也可以叫做「常」。當然，也可以叫做「無常」，因為「大道泛兮，其可左右」。大道無我、無常、寂靜，這是其性體。與釋尊所說的「三法印」如出一轍！

◆佛陀三法印

佛陀怕後世以假亂真，用「三法印」來作檢驗真假佛法的標準。這三法印是：諸行無常、諸法無我、涅槃寂靜。

　　佛陀的三法印，與老子所描述的大道壓根兒就是一個東西呀！所以那些揚佛抑道，或者揚道抑佛的，看上去似乎是在為自己的信仰「護法」，其實都是在耍流氓！

　　就像今天中國因為薩德事件 ❿ 而盲目抵制韓國，有些愛國賊甚至把自己同胞的韓國車也砸了，這分明就是耍流氓嘛，哪裡是愛國！佛法最初傳入中國的時候，涅槃的境界被翻譯成「無為」。後來為了區別於咱們中國道家的「無為」，才翻譯成「無餘依」，用中國的不少地方方言念「無為」與「無餘依」幾乎沒多大區別。涅槃的境界最後演變成了「無餘依涅槃」以示區別於「有餘依涅槃」。

　　浩如煙海的佛經，與區區五千字的《道德經》，在在處處，所描述的，唯有悠悠大道！儘管大道性體清淨無為，不假一絲一毫的造作、妄為，但其功用卻是無所不為！

　　「天下萬物，莫不尊道而貴德」，天下事物，各有各的規律，都是大道之功用的體現。故曰：「道、常、無為，而無不為」。

　　體證了自然大道的過來人，不論是侯王還是乞丐，只要已經從此岸到了彼岸，就都懂得效法大道自然無為之德，順天機，應真

---

❿ 薩德事件：指韓國接受美國援助，部署了薩德反飛彈系統，引起中俄兩國不滿，進而引發一連串的抗議與抵制聲浪。

心。好比養生修道，很多人都靜不下來，無法入靜、入定。於是便折騰出五花八門的方法來，把大道練成了氣功，把禪定練成了吐納導引。

醫家祕傳的虛空大定，不走這些路數，一念放下即是！只要守取無為大道，任其萬念生滅，我自如如不動。萬物、萬念，全化而成為真心、正念。這才是最大的禪定呀！故曰：「侯王若能守之，萬物將自化」。

◆消除雜念，守之無為

胡塗醫前陣子在上海與 Sophie 家的親人見面，教會一個成年人折彎勺子也花不了半小時的時間，用的就是這個「萬物將自化」的功夫。

當然，從治國的角度看，如果侯王能夠守持無為大道，真心不二，國家自然不治而治，國民自然不化而化。中國歷史上舉凡出現真正「全心全意為人民服務」的侯王、明君，天下必定是民風淳樸，路不拾遺，夜不閉戶的。

大道無為，養生修道當然必須效法「無為」。所以明師們才常教人要「放下」。六祖大師的名言「慧能無伎倆，不斷百思想」，正是無為大道。

雜念來時，不必採取任何方法，只要守之以無為即可。「萬物更替變動，唯我獨坐水中央」。❶ 以清靜無染，渾然天成的無名大道處之，則自然入於靜定之中。故曰：「化而欲作，吾將鎮之以無名之樸」。

這個「無名之樸」，也就是天地之始，也就是自然大道之體性。在我們人身上來說，就是那個「真正的我」——非妄真我，清靜純粹，無私無畏，無欲無染。

真我能超然於一切紛繁雜亂，一旦見到這個真我，則身自修，心自解，自己這個「天下」也就自然時時處處無不在虛空大定中了。故曰：「無名之樸，夫亦將不欲。不欲以靜，天下將自定」。

《老子》這一章，豈敢不爛熟於胸！

---

❶ 請參閱胡塗醫詩集《等一朵蓮開‧水中蓮》。

求道解惑 Q&A

大頭娃娃：

什麼時候能把自己的思想約束住，就算一個最大的進步，我們最大的問題就在於做事不專心，嘴巴在吃飯，眼睛還要看電視，腦子裡還在想別的事。這如何能定得下來？

嘗試過很多靜坐時的方法，虛空大定確實更容易讓人安靜下來，最近正椎時也如此，大部分時間能做到不起任何其他念頭，從原來每天 108 個調整到每天 216 個。

希望自己做任何一件事都能「制心一處」，不起妄念。當所有的妄念都不起了，可能時時處處就在「虛空大定」中了吧！

胡塗醫：

不能入靜不能入定，練啥也只是練身體。

第四篇

為政處世，以德行之

道生之。德畜之。物形之。勢成之。是以萬物莫不尊道而貴德。
道之尊，德之貴，夫莫之命而常自然。

道德非道

前面 37 章，太上盡述「道」之為物。從第三十八章開始，老子論起「德」為何物。整部《老子》之所以被稱為《道德經》，就是因為前 37 章論「道」，後 44 章論「德」。

古人把前 37 章叫「上篇」、「上經」或「道經」；後 44 章叫「下篇」、「下經」或「德經」。

我們來看看第三十八章中，老子怎麼論「德」：

「上德不德，是以有德；下德不失德，是以無德。上德無為而無以為；下德為之而有以為。上仁為之而無以為；上義為之而有以為。上禮為之而莫之應，則攘臂而扔之。故失道而後德，失德而後仁，失仁而後義，失義而後禮。夫禮者，忠信之薄而亂之首。前識

者，道之華，而愚之始。是以大丈夫處其厚，不居其薄；處其實，不居其華。故去彼取此。」

上德，合於無形無相的大道，因為同於大道，含而不露，安靜虛無，不有不恃，不彰不為，不妄素樸，所以是真正的大德，真正的有德。故曰「上德不德，是以有德」。

下德則不然，因為大道無爭無害、無形無相，於是就故意地執持無爭無害、無形無相之德，生怕失去這樣的德性，這是有意為之，反而非大道之德。所以說「下德不失德，是以無德」。

上德，因為合於至道，所以表現出來就是自然無為的大道德性、功用——哪怕於天下有莫大的功德，亦無形無相，不著相。

而下德呢，則由於是有心的、非自然的、著相的，所以反而是無德的。

老子在道經中強調要「絕聖棄智」，並不是老子「反文明」或「反智慧」，而是因為老子深知，這些都是下德而非上德。世智辯聰等聖智，均是下德，並非自然、惇樸、無為之大道，所以才要「絕聖棄智」。

太上「絕聖棄智」之教，乃是對上上根器的求道者所說！上德

如陰德，不為人知。下德如陽德，頗為人知。其離道遠近，昭然若揭。故曰「下德不失德，是以無德。上德無為而無以為；下德為之而有以為」。

◆從上禮、上義、上仁到上德

修道之人，如果煉養到一定的功夫，深合自然無妄、安靜無為之道，便能夠任運隨緣，一切自然而然，不是有心有意去行仁而仁自顯，這樣的「仁」才是「上仁」。

儘管如此，上仁也不如上德，上德是「無為而無以為」，完全地自然不著相。上仁則是「為之而無以為」。故曰「上仁為之而無以為」。

上義呢，則比上仁又差遠了。上仁是無為的，上義是有為的。儘管如此，上義對於非上上根器的人來說，還是值得讚嘆的。義之所在，順天應人，不徇私情，上下相連，有果斷有分別。故曰「上義為之而有以為」。

上禮在老子看來就不像話了！簡直與大道相隔十萬八千里。胡

塗醫相信，老子這番話多半是當年孔夫子來問道時教訓夫子的話。

關於孔子問道於老子（千百年來儒家都說孔子是問「禮」於老子），歷史上記載頗多，感興趣的可以去找《史記・老子韓非列傳》、《禮記・曾子問》、《莊子・天道》等古文來看，這裡就不展開論述了。

以「禮」教人，在老子看來確實離道太遠了。哪怕是「上禮」，有為之法，若教了人家也難以接受、答應時，就難免要淪落到赤膊上陣去拉拉扯扯進行棍棒教育了。這一切在老子看來簡直很「下作」。故曰「上禮為之而莫之應，則攘臂而扔之」。

孔子之教，其弊在此！所以老子也就毫不客氣進行一番「批評教育」，只是老子如此罵孔子，似乎也頗「有為」啊，一笑！

◆不識大道，不能體道

下德的教法，心中充滿聖智仁義禮，終身以此立教，這與大道八竿子打不著。究其原因，若非出於因材施教而不得已而為之，就多半是因為不懂大道、不識大道。既然不識大道，自然不可能得

道。既然不能得道，也就只好從仁義禮智去緣木求魚了。

不識大道，不能體道，不能得道，縱然皓首窮經仁義禮智俱足，亦與道無關！老子之教，與六祖慧能大師之教，何其相似！

當然，孔夫子最讓人敬佩的地方是「知其不可而為之」。畢竟上上根器的載道之器不多，而下下根器的眾生卻比比皆是。聖人出世，當然要因材施教，因勢利導。

上上根器的載道之器，當然堪成大道，必須傳之以大道。中等根器者，則傳之以德，讓其廣修福德。下等根器者，也只好從仁義禮智著手慢慢教了。聖人為度化蒼生，知其不可而為之，也是老婆心切，不得已而為之。

孔老夫子雖然被老子罵慘了，但是他這種「知其不可而為之」的大乘菩薩精神，讓人無比敬仰，敬佩萬分！當然，孔夫子第3次拜見過老子之後，不再怎麼出來說教，而是閉門修煉，筆削春秋，韋編周易，為中華文明的傳承積下了無量功德。

順便說一下，胡塗醫的師父每次論起孔子都搖頭，有一次談到易學史上的3座豐碑，居然把孔老夫子排除在外。我年輕時不懂，但是也不敢在師父面前為孔子喊冤。及至後來自己深入體證大易之理，才明白家師所言非虛！

　　孔子把大易中的不少學問，比如象數之學也刀削春秋一番，害得後代學易者不明就裡。夫子鼓勵修身齊家治國平天下的用心雖然良苦，但也害慘了後代學易的人。這或許是他始料不及的吧！這方面的內容，以後有機會在「山清水秀」的地方再花 3、5 年時間慢慢講解吧。

◆明道之後，仁義信不求而自在

　　道是體，德是用。仁、義、禮雖然一個不如一個，但都是「用」的不同表現。沒法識道體道，只能從德入手，沒法從德體認，就只好論仁及義，若義也搞不懂搞丟了，只好尊崇禮教了。故曰「故失道而後德，失德而後仁，失仁而後義，失義而後禮」。

　　道是本來面目，大道之理才是真理。但是萬物不齊，人有多種，每個人的福德智慧根器上下均不同，對大道的體認也就各異，實踐、傳播也就有深有淺。

　　老子之教，直指本源，乃為我炎黃子孫中的最有福緣最具根器者說！夫子之教，重仁義尊禮教，重在世法，實在來說，離道既

遠，甚至已經本末倒置。所以老子才駁斥其「夫禮者，忠信之薄而亂之首」。

這當然是從大道出發才這樣駁斥，對於世人的教化，崇仁尊義重禮教，成就中華民族禮儀之邦的文明，也是功德無量的吧。

修道明道之後，各種醫道的能力陸陸續續都會顯現出來。修德養仁到了一定程度，也多多少少會有所體證，甚至出現對未來的前瞻性有所預見，通俗點兒，理解為擁有千里診病或者預測的特異功能吧。

這些能力，就是所謂的「前識」，提前識別未來或遠處的事兒。老子告誡這是修道路上的必然產物。

所以說「前識者，道之華」。這些能力本來就是道氣顯化的表現，執著於此，持華丟實，守表去本，則是最徹底最原始的愚蠢了。故曰「前識者，道之華，而愚之始」。

有鑑於此，真正修道的人，必是人群中的大丈夫，能夠處其厚不居其薄，懂得守本棄表，抱道捨識，絕聖棄智，去俗取道。故曰「是以大丈夫處其厚，不居其薄；處其實，不居其華。故去彼取此」。

再說一句，《道德經》是老子為上上根器者傳道，直指本源，

直解先天八卦圖的天人之學，不落旁支。他人之教，若從德、禮等開始，則離道甚遠，但是若能一心修持，或許也終有見道之日。

　　道德一詞，似乎被慢慢用來表達某種操守，與道無關，但是還是做個有道德的人吧！有戒的地方就有道德，所以以戒為師，在這個時代更加重要了。

　　祝福大家早日明道！

　　明道之後，上德不德，而德全。明道之後，仁義信不求而自在。明道之後，沒有之後了。

玄德不德

　　在前一篇文章〈道德非道〉裡，胡塗醫講到「上德，因為合於至道，所以表現出來就是自然無為的大道德性、功用」。

　　看大家的評論回覆，似乎沒什麼人去深入領悟「德」是啥。這篇文章再嘮幾句。

　　上德、玄德、廣德，老子在《道德經》裡多次提到。比如在《道德經》第十章，太上說：「生之蓄之，生而不有，為而不恃，長而不宰，是謂玄德。」❶

　　在第五十一章，老子再一次說：「生而不有，為而不恃，長而不宰，是謂玄德」。在第四十一章裡，太上還說：「上德若谷……廣德若不足，建德若偷。」第六十五章裡，太上還說：「玄德深

---

❶ 請參閱第二篇〈修真要旨〉，P.89。

矣，遠矣，與物反矣！」

這篇文章就談談玄德，順便胡說一下《老子》第六十五章或其它相關章節，說到哪兒算哪兒吧。請看第六十五章全文：

「古之善為道者，非以明民，將以愚之。民之難治，以其智多。故以智治國國之賊；不以智治國國之福。知此兩者亦稽式。常知稽式，是謂玄德。玄德深矣，遠矣，與物反矣，然後乃至大順。」

◆真誠無妄，返樸還淳

世人誤解老子最深的，恐怕是這一章了。因為從文字上看，老子似乎在提倡「愚民政策」。白紙黑字寫著「非以明民，將以愚之」，彷彿在教統治者不能讓老百姓變得太高明知道太多事兒，而要讓他們糊糊塗塗，變得笨笨的才好統治。

作為一位深明大道證悟宇宙人生真理的過來人，太上老君哪能這麼教人呢！老子其實是在說，上古時候的那些已經深明大道的聖

者，他們懂得效法大道的無為、素樸、無染無著之性，施無為純厚之政。

不教老百姓機智狡詐、僥倖顯擺，而將他們引導、教育得真誠無妄，返樸還淳，大智若愚。這就是「古之善為道者，非以明民，將以愚之」。

大道性體，無形無象，不染不著，「無無明，亦無無明盡，乃至無老死，亦無老死盡」，若有任何一絲執念，即無法合於至道。「道之尊，德之貴，夫莫之命而常自然」，自然無為，是道之至尊所在，德之至貴所在！

所以「古之善為道者」，他們「非以明民」──他們不以機智巧詐化民，而是以身證道，任運自然，化萬民於無形無象之中，安享厚德淳風。

這個「將以愚之」的「愚」，也是老子在前面說到的「我愚人之心也哉！沌沌兮」的「愚」。❷

---

❷ 請參閱第二篇〈絕學無憂〉，P.154。

◆不以狡詐治國，不背道而馳

如果治國者自以為是，用有為法治國，不以至道、上德行化，而以機智狡詐欺哄老百姓，老百姓也就必定以同樣的機智狡詐相欺，如此上下欺詐，國綱倫理乖張，害國害民就是必然的了。

所以若以機智狡詐治國，自然就是國賊。不以機智狡詐治國，就是國民之大幸了。故曰「民之難治，以其智多。故以智治國國之賊；不以智治國國之福」。

古之善為道者，身心合於至道，自然真誠，表現出來在世間法上就能夠「和其光，同其塵」，不背道而馳，不忤逆於理，韜光養晦，為無為，事無事。天下哪有不太平之理呢！這就是國之福。

不明至道者，斷然做不到，所以就顯得太有為，民眾也就變得更機智狡詐。這樣的作法自然就是國之賊了。機智狡詐治國，與非機智狡詐治國，知道此兩者就可以檢驗、稽查治國平天下是否合道了。故曰「知此兩者亦稽式」。

治國如此，修道亦然！至道、玄德，老子反覆叮嚀，可惜我們並非上上根器的載道之器，無法直下承擔。我們學了太多見解學識，聲聞緣覺，以為自己很懂了，恰恰不懂放下身心，轉身接納太

上言教⋯⋯所以老子教人要以一個「損」字來受持。

若能萬法不用，就像聖人治國般，自然無為，和光同塵，前念已滅後念未起處，喝斷心識，何愁至道不明！太上教人「損之又損，以至於無為」。彼時，玄德不求而自顯。玄德亦不德，是以有德。入甚深禪定，亦需「以至於無為」才行。

無為，就是一任自然，不假造作，毫無伎倆。不是對境不起心，而是「他強由他強，清風拂山崗。他橫由他橫，明月照大江。」老子的這個「損之又損，以至於無為」，與後世佛門的一代宗師慧能六祖的教法異曲同工。

◆對境心不起，菩提日日長

當年有一位臥輪禪師修行精進，用功時能把雜念妄心壓住。他寫了一首偈語以表明自己的修為境界：「臥輪有伎倆，能斷百思想。對境心不起，菩提日日長。」

慧能六祖知道臥輪禪師還太「有為」，為了救度他合於至道。六祖說偈曰：「慧能無伎倆，不斷百思想。對境心數起，菩提作麼

長。」──臥輪禪師言下大悟！臥輪何其有幸，得遇如此眼明手快的明師！

無為，是於心上不染著。無為，是於念上離諸境。猶如鷹擊長空，不留痕跡。亦如明鏡照映，物來不拒，物去不留，一任自然。

我讀《六祖法寶壇經》，常常覺得六祖所教，老子早就教了。這2位了不起的中國男人啊，留下來的經典還是用咱們的母語寫的，不深入拜讀，枉為中國人了！

前陣子有位網友特別精進，在讀宗薩欽哲仁波切的英文書籍，這對修道自然有所助益，但是人身難得，已經過了大半輩子的人生了，如此聲聞緣覺追求下去，何日能悟道呢！我真想建議她把那些英文書籍扔了，把未經翻譯的祖宗經典好好讀讀。

既然明白了不以智治國，不以伎倆修道，就該放下執著，謹遵真常清靜之體性，無視無聞，以自然為宗，以一個「損」字放下為用。損去、放下一切強為，則玄德自然回歸。故曰「常知稽式，是謂玄德」。

「玄德深矣，遠矣，與物反矣，然後乃至大順」。這一句本來不用再解釋了。上一篇〈道德非道〉第三十八章的「上德」已講完了。「上德不德，是以有德；下德不失德，是以無德。上德無為而

無以為；下德為之而有以為」。

　　玄德之深之遠，在於不著行跡，不可測度。甚至連「玄德」兩字，亦是勉強形容而已。「不可得而親，不可得而疏」，有為的積功累行，固然不可，不積功累德以為玄德會自來，更是不可得也。故曰「與物反矣」。

　　誠如老君所言：「反者，道之動。」就像高明的人士能夠跳出窠臼用逆反思維解決難題一樣，高明的修道方法，一定不是人們以為的那麼繁雜的，而是簡易無多語，唯一個「損」字或「反」字即夠的。「我來問道無餘話，雲在青天水在瓶」！這樣用功，才能最終歸順於大道。故曰「然後乃至大順」。

積點陰德

今天我的一位朋友在她的微信朋友圈發了個影片，一頭母氂牛追著貨車跑，因為車上載著牠剛生下來的小氂牛，這些小氂牛會被載去提取血清……

影片看得我淚流滿面，朋友說要親自去青海救助這些氂牛，希望我幫她籌款，我說可以，這是功德無量的事。

她那麼忙碌的商人能如此奮不顧身前往青海救氂牛，這可是大陰德。

朋友問胡塗醫，為啥這是陰德不是陽德？為啥古人教人積點陰德不積點陽德呢？這裡一併說說。

◆一念無求，是為陰德

老子曰：「上德不德，是以有德。」陰德，若從《道德經》的論述看就是上德。上德惟道是從，因上德無形無象，只效法大道。

「同於道者，道亦樂得之」，上德合於至道，是故道亦樂得之，故上德最稀有難得。雖無形無象，無心施為，而暗合大道。

當然，老百姓日常說的陰德，未必有老子所說的上德的「高度」，一般是指不渲染、不圖回報的善事。這儘管不是老子所說的「上德」，但也暗合上德的無心、無形、無象諸般妙用。

所以積點陰德，功德肯定比積點兒陽德更大。當然，普通人積不了陰德的話，積點兒陽德也是好的。

星雲大師提倡的人間佛教，就提供了人們很多積陽德的機會。各種名目繁多的法會好比企業的「產品」，隨便你怎麼護持隨喜，都是陽德一樁。當然，若你在布施、護持佛教事業的時候不著相，那就是陰德了。

所以陰德陽德，全看發心，全看你的舉心動念！一念無私，是陰德，一念有求，是陽德。無念無求，是上德。

願人間多陰德多陽德！

$$\langle\!\langle\text{ 求道解惑 }\mathbf{Q}_{\&}\mathbf{A}\rangle\!\rangle$$

李大俠：

接觸過的商界金融界大牛人們都是有道德（底線）的正派人，
都很 Low key，很「巧」。

胡塗醫：

巧就巧在缺了「這個」的話走不遠。

得一得啥

前幾天有網友在古傳中醫論壇的「茶館」裡轉帖了一段關於內家拳論「真意」的話：「拳經說，『非意成不能用也』。用意不用力。這個意，是一個明確的技術指標。究竟什麼是意？意，就是『靜極生氣』。

意，無處不在。每個運動員都在用，用得好的就是冠軍。每個常人也都在用。可惜，不自覺，不自知，身體知道，腦袋不知道。意，就是舉重前的那一剎那。再具體點，就是舉重前那一剎那的『放鬆』。意，在脊椎，在尾椎，在『天心』（腦門）。意就是身體最深處的肌肉，最根本的願望，非全身放鬆感覺不到……」

我回覆她說：

「此段論述頗有真知，但未得真傳，更未見性。

　　內家拳以真意為主宰，但要以一氣為用，以渾圓為體。渾圓為何物？古人也叫「混元」。混元非別物，唯有至道是！渾圓氣或混元氣，則是道氣。道氣，就是先天一炁，生死均由它，更何況區區動手打架呢！先天一炁之至真，非後天的精氣、力氣可比。此先天一炁，先天地之生，其大無外，其小無內。歷代武林前輩，真正的高手都要站樁以『養勇』，這個『勇』字很多前輩說不清楚，『勇』者，『不敢』也。老子曰：『吾不敢為主而為客，不敢進寸而退尺』。

　　為何『不敢』乃『勇』？老子曰：『反者，道之動，弱者，道之用』。養勇，說到底，養的就是先天一炁。人若能得此先天至真之一氣，則內外家拳乃至一切武功的動靜、鬆緊、虛實、進退、起落、開合、剛柔等等，無不合陰陽之大象。陰陽無始無終，內力自然如環無端綿綿不絕。動靜、鬆緊、虛實、進退、起落、開合、剛柔等等無不自然而然，無可無不可。蓋因真意所動，能剛能柔，能橫能直，能開能合，能擋能破，可虛可實。醫家傳人，莫不深明此理，只是明道之後，不願意和人動手較量罷了。」

◆天地萬物皆依先天一炁而生

上面所說的「一氣為用」，就是老子在《道德經》第三十九章裡說的「一」。請看：

「昔之得一者：天得一以清。地得一以寧。神得一以靈。谷得一以盈。萬物得一以生。侯王得一以為天下貞。其致之，天無以清將恐裂，地無以寧將恐廢，神無以靈將恐歇，谷無以盈將恐竭，萬物無以生將恐滅，侯王無以貴高將恐蹶。故貴以賤為本，高以下為基。是以侯王自稱孤、寡、不穀。此非以賤為本邪？非乎！故致數譽無譽。不欲琭琭如玉，珞珞如石。」

在天地陰陽未判，鴻蒙未開之時，獨立而不改，周行而不怠的，就是先天一炁。先天一炁渾然一體，無高無下，無前無後，無大無小，非陰非陽，非內非外，非彼非此。只能用「一」來形容。天地萬物皆依此先天一炁而生。❸

「道從虛無生一炁，便從一炁產陰陽」，在陰陽始判之際，陽

---

❸ 請參閱胡塗醫著《問道中醫》第六篇〈「玄關」VS「先天一炁」〉。

清上浮，陰濁下降，遂為天地。天得此「一炁」，使得天道運行。它效法大道效法得最好：日月星辰運轉毫不混亂，風雲雷電興作自然發生，四季更替井然有序。如此清明之象，皆因得先天一炁之妙用。故曰「昔之得一者：天得一以清」。

先天一炁，非陰非陽而有大平衡。宇宙誕生之後，陰陽已判，清濁已分，濁陰下降成為「地」。地因得先天一炁之妙用而自然運轉，安寧穩固。若這個大平衡被破壞，陰陽失去統一，就會「地發殺機，龍蛇起陸」，山崩地裂，災禍四起，不得安寧。故曰「地得一以寧」。

◆倒空自我，心念無為

大道無形無象，先天一炁亦無形無象。這個無形無象的大道，卻能生育有形有象的天地萬物，靠的就是「神」。

中國老祖宗所說的「神」，是指先天一炁所產生的「陰陽」。所以《周易》說「陰陽不測之謂神」，又說神「妙萬物而為言者」。「神」是啥？神就是那個不會死亡，無生無滅、不來不去、

如如不動、燦然獨照的天地之始、萬物之母——所以基督教所說的「神」是造物主也沒錯。老子在《道德經》裡說，「谷神不死，是謂玄牝。玄牝之門，是謂天地根。」❹，這個生萬物的「神」之所以至妙至靈，能得陰陽二氣交感生成萬物，皆因其得了先天一炁之妙用。故曰「神得一以靈」。

天道悠悠，損有餘而補不足，以達自然平衡。山谷在低處，水自然從高處往下流，使其自然充盈。山谷之所以能無為而盈滿，全因效法先天一炁之無為而自然所致。故曰「谷得一以盈」。人若能效法山谷，把自己空了，心念無為了，自然氣機充盈。這是入靜、入定、養氣、聚能的大法。

天地萬物，因為獲得先天一炁之妙用，陰陽合而為一，才能生出萬物，否則就是孤陰不生獨陽不長。故曰「萬物得一以生」。

侯王為人世之尊貴居上位者，而常以孤家寡人之下位自稱，這是上下折中的一種平衡，如果侯王真能做到止於至善而達於中，能處下，善聽納諫，謙下柔弱，不貪不橫，天下百姓就可以安享泰平了，這是侯王效法先天一炁之妙用。故曰「侯王得一以為天下貞」。

---

❹ 請參閱第一篇〈著意無為〉，P.66。

◆如何合於道

可見，天之「清」、地之「寧」、神之「靈」、谷之「盈」乃至侯王之「貞」，均是先天一炁之妙用所致。若是不能獲得先天一炁的妙用，天無法保持其清明，天就會破裂。地若不能保持其安寧，地也會地動山搖。神不能保持其靈明，就會散失其生成萬物的功能。

谷若不能保持其盈滿，必然就要成為枯竭的空谷。萬物若不能繼續生長，就會滅絕。侯王若不能通過處下來保持其高貴，就會被推翻。這一切的可能，皆是因為無法守持住先天一炁之妙用。

故曰：「其致之，天無以清將恐裂，地無以寧將恐廢，神無以靈將恐歇，谷無以盈將恐竭，萬物無以生將恐滅，侯王無以貴高將恐蹶。」

所以合道的做法是：處下、處柔、處低、處弱。好比尊貴、富貴的人更應該不露富，身居高位的人更要明白水能載舟亦能覆舟之理，要以下面的人民群眾為基礎。這個道理本來就如「萬丈高樓平地起」一樣。

過去的侯王也懂得自稱為「孤」、「寡」、「不穀」，這難道

不就是以「賤」為「本」嗎？侯王這樣做，就是懂得身處高位時要更加謙卑才能合於至道。故曰「故貴以賤為本，高以下為基。是以侯王自稱孤、寡、不穀。此非以賤為本邪？」

蓋樓房要從最基礎的地基上蓋起，造車也是一樣的道理。一部無論多麼複雜的車，都是由許多大小各異長短不一的零件組成。這些零件在還沒有被整合成一輛車前，都是「各有特色」，一旦造成了一輛汽車（當然，老子的年代沒有汽車），所有長短、大小乃至各自的特性都消失於車中了。所以人生多不如少，多最後溶於少。練功也如此，越多伎倆離道越遠！這就是「故致數譽無譽」。

明白了這些道理，就不應該貪愛珠珠美玉，不該嫌棄粗糙醜陋的石頭。其實玉石本來也是石頭中來。不分別、不計較、不比較，玉和石一樣不能吃不能喝，但平常心看之可也。故曰「不欲珠珠如玉，珞珞如石」。

說了這麼多，這先天一炁是啥？萬法歸一歸到哪裡？子時到了，睡覺去。

求道解惑 Q&A

愛凡：

所以，中國古代的功夫高手也是得道的了？

胡塗醫：

那要看怎麼定義高手了。張三丰真人這樣的高手當然是得道了，其他的未必。

先天一炁

在上一篇文章〈得一得啥〉裡，胡塗醫留下了一個問題：「先天一炁是啥？」

其實太上在《道德經》裡多次闡述了。我們來看看老子在《道德經》第四十二章裡的說法：

「道生一，一生二，二生三，三生萬物。萬物負陰而抱陽，沖氣以為和。人之所惡，唯孤寡不穀，而王公以為稱。故物或損之而益，或益之而損。人之所教，我亦教之。強梁者不得其死，吾將以為教父。」

◆道為體，先天一炁為用

老子講得很明白，「道生一」，先天一炁為道之所生。太上所說「此兩者，同出而異名」，大道與先天一炁，就是「同出而異名」！若要勉強加以解釋，可以理解為道是體，先天一炁是用。

醫家修煉的第一個 Target，就是要明心見性。若無法明心見性，最多只是良醫，焉能成為道醫！醫家所講的明心見性，就是胡塗醫一直講的「明道」。

所謂明道、明心見性，就是完成了第一步功夫「無極而太極」（這個在 2016 年阿爾卑斯山之旅的課程上講過了），明瞭自己的「本來面目」，修煉才算得上入門。而這第一步功夫，就是親證先天一炁從虛無中來，盡見自家本地風光。彼時，生死解脫，修行才算真的開始！

現在社會上的修行人，做到這一步功夫的少之又少。在前面的文章裡，胡塗醫多次提到，大道安靜、虛無、無形、無相……虛、沖、無等等均是對大道的描述。老子說其「視之不可見，聽之不可聞」。古聖所謂「道從虛無生一炁，便從一炁產陰陽」，說的也是這回事兒：「道生一，一生二」。

　　「一」從「道」中來，先天一炁從虛、無中來。這個「一」，是「道」的彰顯。這個「一」，是陰陽「二」物的父母。天地陰陽二種物質從先天一炁中生出之後，在光速以上和光速以下同生同在，組異成同，生成了第「三」氣。

　　這個「三」之氣，蘊含、和合了水、木、火、土、金五大類物質之氣，所以也可以稱為中和之氣。這個「三」之氣與五行之「五」，是同一個東西。

　　五行，即五大類物質的運行所產生的能量，衍生了天地萬物（所以中國的老祖宗們會把萬物分成五大類）。故曰：「道生一，一生二，二生三，三生萬物」——當然，這個「道生一，一生二，二生三，三生萬物」還是一個象數的數理模型，在《問道中醫》第四篇〈略說「象數」〉中有提到。

　　水、木、火、土、金五大類物質的運動變化、生剋制化，演化出宇宙萬物。但這萬物，不離先天一炁所生的陰陽，也不離陰陽二氣所生的中和之氣。故曰：「萬物負陰而抱陽，沖氣以為和」。宇宙萬物如此，芸芸眾生亦然！

◆以上取下，虛心謙卑

萬物不齊，人有多種，總不離背後的主宰。正所謂「道不可須臾離也，可離非道也」。利與害，禍與福，美與醜，是與非⋯⋯森羅萬象，人生百態，無非陰陽。當年家師給我講《參同契》，講到最後，老人家說這本所謂「萬古丹經王」其實也很囉嗦，《老子》第四十二章可盡解之。

當時我雖然深信師父老人家的任何一句話，但是不明所以。多年以後才明白家師所言不虛，《參同契》確實太囉嗦，整部《參同契》，說的無外這幾句話而已。若懂得「沖氣以為和」的道理，則可明白「或損之而益，或益之而損」的理法。好比常人厭惡的孤、寡、不穀，而古代的帝王諸侯卻喜歡用這些常人害怕的字眼自稱「寡人」或者「孤家」，為什麼呢？

諸侯帝王，懂得以上取下，要虛心謙卑以取「中和之氣」。貶損自己，贏得民眾的選票，而不是通過抬高自己，來讓選民厭惡。故曰：「人之所惡，唯孤寡不穀，而王公以為稱。故物或損之而益，或益之而損。」

老子不用「權謀」而成權謀鼻祖，他老人家千古以來常常在兵

法上、權謀上「被鼻祖」，也算躺著中槍了。他老人家似乎早已預見了後世子孫會拿《道德經》來懟他，白紙黑字聲明他也不是「原創」，只是「人之所教，我亦教之」而已，哈哈！

《後漢書》說「良醫不能救無命，強梁不能與天爭」。再高明的醫生也救不了先天一炁已沒了的人，再孔武有力強橫凶悍的人，也無法跟老天爺爭高低。老子教訓得更狠：「強梁者不得其死」。強梁者會因其強橫霸道而無法活到天年。「吾將以為教父」，老子說我老人家亦以此為借鑑，作為教育後代子孫的根本。

道之動用

在前一篇文章裡，為了進一步闡述先天一炁是啥。胡塗醫串講了一下《老子》第四十二章。這一章咱們來看看《老子》第四十章。為什麼要這樣來講《道德經》呢？因為《道德經》是講大道的，怎麼講都有「道理」！

認真看過第一篇的讀者就知道，胡塗醫在〈胡說八道〉的開篇便說：「由於這個系列的文章不是注解《道德經》，所以後面的文章多半不會走諸多注家的常規路子逐句講解，而是東一榔頭西一棒，敲到哪兒算哪兒」。

《老子》第四十二章，一開始明明是在說先天一炁為道所生，宇宙萬物由先天一炁、陰陽兩種物質和陰陽所中和之氣等所演化，怎麼到了後來卻教人不要做強梁者呢？

我們來看看老子在《道德經》的第四十章裡怎麼說：

「反者，道之動。弱者，道之用。天下萬物生於有，有生於無。」

大約一年多前，「如華學中醫」同學在胡塗醫的微信朋友圈問這句「反者，道之動」作何解釋，我知道在微信朋友圈，三言兩語講不清楚，就告訴她以後有時間我來講講《道德經》再說。所以才有了《問道老子》。如華你給我聽好了！現在回答你的問題，講完這一章我就算完成任務啦。

老子在第二十五章裡說：

「有物混成，先天地生。寂兮寥兮，獨立而不改，周行而不殆。可以為天下母，吾不知其名，字之曰道，強為之名曰大。大曰逝，逝曰遠，遠曰反。」

◆大道運化，藏於靜處

老子講得明明白白，「字之曰道……曰反」，大道周行不殆，只要你返觀自照，行返還之功，則是在做合道之事。❺大道周行而不殆，萬物的生長變化，均是大道運化的結果。

安靜虛無，大、逝、遠、反之處，正是大道、正是生機初發之處！而這個安靜虛無，無形無象，大逝遠反，恰恰不是熱鬧喧譁有圖有真相的萬物繁盛之處，而是繁盛的反面。

大道運化的規律，藏於最平凡安靜處，惟返觀內察可知之。萬物生、住、異、滅，或者成、住、壞、空，經歷了從弱到強，又從強到弱，從弱到亡的過程。

陰極生陽，陽極生陰，物極必反，這是大道運化於萬物的規律。人要明道，必須做合道之事。合道之事無他，但行返還之功而已。故曰：「反者，道之動。」

精進實修的人，都會經歷一段時間的「退轉」，有一個階段會覺得自己方方面面都似乎「退步」了。特別是常站樁的，在舊力、蠻力未完全退盡，而新力、內力未完全生起的那個階段，常常會整

---

❺ 請參閱第三篇〈宇宙他媽〉，P.188。

天覺得渾身無力，彷彿咱們這個站樁的功夫白練了。

這正是「反者，道之動」的道理。也是老子所言「進道若退」的道理。若不懂這個道理，以為自己真的退步了，練了三年五載還不如人家練馬拉松的，乾脆放棄了的話，那就真的是白練了。若懂這個道理，知道這其實是黎明前的黑暗，挺過這一關，功力就上去了，智慧也就上來了。

◆不捨不得，大捨大得

上面說了，萬物總要經歷從弱到強，又從強到弱，從弱到亡的過程。強梁者的反面，就是柔弱。老子深知「柔弱勝剛強」之理，柔弱的嬰兒，其生命力遠勝剛強的中老年人。這正是大道運化的功用使然。故曰「弱者，道之用」。

若能夠一鼓作氣，從強到弱，從「弱」到「無」，從有到無，那就悟道了！修道路上，不捨不得，大捨大得。捨得了枷鎖，才能獲得解脫。捨得了小我，才能得大我。捨得了大我，才能得無我。得了無我，才能擁抱永恆的「本我」。

太上特別慈悲，加了一句話再三叮嚀：「天下萬物生於有，有生於無。」有和無，同出而異名。在《道德經》第一章裡就說了：「無，名天地之始。有，名萬物之母……此兩者，同出而異名，同謂之玄。玄之又玄，眾妙之門」。

明明白白告訴我們，生天地萬物的，是有。生天地的，是無。所以若要求道悟道，得先從「剛強難化」轉變成柔軟處下、依教奉行才有希望，得從強梁者變柔弱者，從雜念紛飛變清靜無為，從花團錦簇的萬般繁華處轉身、返還，安住平淡、恬淡、安然處。如此，則至道無難矣！

再嘮叨一句。道之動，是反。道之用，是弱。大道性體虛無，卻深藏於萬象森羅之中。大道昭示於人，常以弱養能。一，即是一切。一，即是道。若要說先天一炁是啥，只能說它和道同出而異名，是大道之氣，是大道的彰顯，是萬物的祖氣，是生命背後的主宰，萬物得之而生，萬物失之則滅。若得先天一炁，便是得道。

不能洩露太多天機了，睡覺去。

$\langle$ 求道解惑 Q&A $\rangle$

若水道：

之前還一直在糾結「先天一炁」與「道」的關係，看了先生文
章，似乎更明白了。

胡塗醫：

「同出而異名」，就像手和拳頭。

進道若退

　　前面我們在講「道之動用」時，引用了「進道若退」來解釋「反者，道之動，弱者，道之用」的道理。「進道若退」，是與大道之體用相合的自然表現。我們來看《道德經》第四十一章：

　　「上士聞道，勤而行之；中士聞道，若存若亡；下士聞道，大笑之。不笑，不足以為道。故建言有之，明道若昧，進道若退，夷道若纇。上德若谷！大白若辱！廣德若不足！建德若偷，質真若渝。大方無隅。大器晚成。大音希聲。大象無形。道隱無名。夫唯道？善貸且成！」

◆悟道的慧根之別

這些話，大家耳熟能詳。上士，是上上根器的人，這樣的人慧根極好，後天的聰明才智或許不如普通聰明人那樣彰顯出來，但是他們天性純良，如渾金璞玉般沒被雜染。

雖然大道無形無象，不可聽聞觸摸，但是上上根器的人一旦聽經聞法，必能從心底與之共鳴，生起內在的智慧，光明洞達。

因此能夠「觀天之道，執天之行」，躬身踐行，知行合一。就如六祖慧能大師，聽聞一句「應無所住而生其心」而大悟。這就是「上士聞道，勤而行之」。

中士，就是根器中等的人，這些人天性大都未失，亦好亦孬。聽聞大道，時信時疑，多有「聰明人」的觀望態度，套用現在網路術語，多半是「吃瓜群眾」。

若非重病纏身或遭遇大的挫折，他們難以勇猛精進。平時也算好道之徒，但是不能全身心投入，總是若行若止，無法做到真正的知行合一。

所以哪怕得遇明師，也會因為自己的種種顧慮而失之交臂。想起來了就整一把，惰性來了就找藉口「先忙別的」。修道這麼需要

持之以恆的事業，在中士那裡若有若無，有時重要有時不重要。這就是「中士聞道，若存若亡」。

下士，則是像胡塗醫這樣下下根器的人了。下士慧根差，由於過往種種業力的牽引，天性被埋沒，不知道要修道養德而背道而馳。哪怕不知哪輩子修來的福分今生得遇明師了，還是無法生起信心。甚至會在明師們給他講大道之理時，他們會嗤之以鼻，哈哈大笑這玩意兒是假的。

當然，大道至簡至易，沒有那麼多華麗的，若不惹這類人笑話，也似乎不足以算是大道了。這就是「下士聞道，大笑之。不笑，不足以為道」。

◆根器有別，聞道反應亦不同

有鑑於上士、中士、下士聞道的「反應」不同，老子「故建言有之」，明明白白告訴我們：「明道若昧，進道若退，夷道若纇」。

上士明道之後，懂得與道相合，內斂隱忍，家國萬里，深藏功

名。對世間萬事，一目了然，而又願意當傻子，聽任其發展，彷彿吃瓜群眾，圖樣圖森破。❻ 彷彿自己本來就啥也不懂，愚昧無知。這就是「明道若昧」。

當然，如果大道真的「存在」，她也是超光速運行的。光速才是可見光，超過光速的就不見得是我們人類肉眼可見的光了。所以了明大道，多半也知其「若昧」──好像是宇宙黑洞、不像是「肉眼可見的那種光明」的光明──這就是「明道若昧」。所以黑暗裡其實有無量的光明啊！❼

中士天性半斤八兩，良心沒全被狗吃掉。聽聞大道之後，若能時時被鞭策，也能懂得進德修道。這些根器中等的人，由於內心起伏不斷，修道路上也起起伏伏，如逆水行舟，有進有退。若是到了某一個階段，進步了更像退步了一樣，那時就懂得無為、不爭的重要性了──默默潛修──繼續勇猛精進就可望窺見大道了。

過了這一階段，會表現得更加自然、無為、「不敢為天下先」，彷彿退步得厲害一樣。也許退去的是七情六欲、機智狡詐，變得愚鈍、「厚道」起來了。這就是「進道若退」。❽

---

❻ 網路用語，為英文 too young too simple 的諧音。

❼ 請參閱胡塗醫著《問道中醫》第一篇〈「陰陽」他說〉。

❽ 請參閱第四篇〈道之動用〉，P.299。

　　下士嘛，就跟胡塗醫一樣，明明大道至簡至易，「大道甚夷」，而下士們偏偏要往複雜處折騰。本來當下承擔，轉身即是，卻非要整出一套又一套的「套路」來擋住自己進德修道。這就是「夷道若纇」。

　　老子接著說，「上德若谷」！「上德」、「玄德」，深矣遠矣，不可測度。❾若要勉強形容，就如當時傳《道德經》所在地函谷關一樣吧，猶如空谷，只見天險不見其德。而明道之人，悠悠大道，真相大白！

◆有德者之修養

　　知「道」之要妙而返觀內察，重內而輕外，重實而輕表，不慕虛榮，甘心忍辱，安住無生法忍。這也是上德的表現，叫做「大白若辱」。此外，有上德之人，懂得處柔處下，謙虛謹慎，總覺得自己還需要更多的熏習大道，去除習氣。能時時看到自己有不足之處。故曰「廣德若不足」。

---

❾ 請參閱第四篇〈玄德不德〉，P.276。

　　大德之人，懂得在修道路上建功立業，進德建德，修道弘道。這自然要捨棄人間的機智狡詐以及一些功名利祿。他們要的是積功累德、厚積薄發。哪怕在世人看來他們似乎是在偷懶不去建世間功業，那也無所謂。管他東南西北風，我但求千秋道業！

　　這些品質純良、本質純真的人，真誠不妄，心內坦蕩，隨方就圓，隨緣應化，無可無不可。這就是「建德若偷，質真若渝」。

　　上德之人，大大方方，無稜無角。彷彿我們所處的星球，古人說「天圓地方」，在太空中放眼望去我們廣袤無邊的地球原來是圓的。故曰「大方無隅」。

　　修道之人，當然應該大氣磅礴，不要計較眼前的小小功夫。哪怕有萬般神通，也要知道這些不過是小術而已。

　　要做大丈夫，「處其厚不居其薄」，勤而行之，終將成就大道。此之謂「大器晚成」。

　　大道視之不可見，聽之不可聞，搏之不可得。蓋因「大音希聲。大象無形」。大道無處不在，「大道泛兮，其可左右」，希聲無形，而又無處不在，不可名狀。如此虛無縹緲不可描述不可觸摸，難怪下士要「大笑之」了。

　　大道本來就沒有名字，老子「強字之曰道」，物在道中，道在

物中。這就是「道隱無名」。那麼這個處處都在而又處處見不到聽不到摸不著的大道，要怎樣體察到她呢？只有那些能夠放下萬緣，善於把人間萬緣放下、「抵押」出去的人，才能「貸」到大道這筆鉅款。

　　實在沒辦法，就只能通過一些善巧方便，假借經典與明師指點，勇猛精進才能成就大道了。故曰：「夫唯道？善貸且成！」

　　子時到了，睡覺去。

無有之有

老子從先天一炁講到「道」之體、用，再講到上士、中士、下士不同根器的人聞道之後的區別，並指出要「善貸且成」才能成就大道。接著太上又講了一個「天下希及之」的行道方法：

> 「天下之至柔，馳騁天下之至堅。無有入無間，吾是以知無為之有益。不言之教，無為之益，天下希及之。」

這是《道德經》第四十三章。天下最柔的東西，比如水，處下不爭，極柔極軟，卻能把堅硬的巨石沖圓、沖細，乃至於吞沒，其勢不可擋。又如 X 光，「柔」到肉眼不可見，卻可以穿透身體。電磁波也一樣，可以穿山越水——這一切，可以說都是道的妙用。

這就是「天下之至柔，馳騁天下之至堅」。它們善用「無有」——肉眼看不見的彷彿「沒有」存在似的「形式」、「方法」來穿越極其堅硬、彷彿沒有空間間隔的任何事物。「無有入無間」——就是以「空」來對治「實」對治「有」。

這種以無為有，以空治實的方法，才是吻合大道妙用的方法啊！有鑑於此，「吾是以知無為之有益」，老子才教人瞭解無為之益，無有之有。「不言之教，無為之益」，非明道之人，見不及此。故曰「天下希及之」。

所以修道養生，要懂得取捨之道。老子接著講：

「名與身孰親？身與貨孰多？得與亡孰病？是故甚愛必大費，多藏必厚亡。知足不辱，知止不殆，可以長久。」

◆貪愛過分，如物染色

這是《道德經》第四十四章的話。這些話大家耳熟能詳，不用「翻譯」了。虛名與身體相比哪個更重要？身體與財物相比哪個更

值錢？功名利祿獲得了，法身慧命卻沒了，孰得孰失？所以貪愛之心越盛，精氣神就耗費得越嚴重。

不管是貪愛功名利祿，貪愛美女帥哥，貪愛好茶好書，還是貪愛刷微信朋友圈……只要「甚愛」了就必定「大費」，這是放之四海而皆準的道理。哪怕貪愛好茶好書，也得花費很多錢和時間在上面。所以雖然人無癖不可深交，有癖卻不易修道，千古皆然。

也正因此，明師們有時會讓弟子們覺得「反覆無常」，有時好不容易建好一座廟，住了3、5年又要到別處去，這也是避免「甚愛」的「不言之教」吧！太上諄諄告誡，身外之物，「甚愛必大費，多藏必厚亡」。

胡塗醫有個同學愛好收藏古董，花了不少錢買這買那。我十幾年前笑話她這是現實版的「甚愛必大費」。亂世黃金，盛世古董，都是耗費錢財之物。她在杭州買了個房子專門存放她的寶貝藏品，去年小偷一光顧就真的「多藏必厚亡」了。

生活在現代社會，身外之物當然不可能沒有。人們不會因為你想修道求道就讓你免費乘車。老子教人不要「甚愛」，不要「多藏」，不可貪求。只要知足，當下就如同富甲天下般，自尊自貴，不遭侮辱。

　　知止，凡事有度，適可而止，才不會過早惹禍上身。若要追求領悟大道，尋求長生久視，非得知足知止不可！

　　在這一章裡，老子給了我們無限的希望——生命本來是「可以長久」的！道家的長生久視之道，戒在不要貪求。事實上，世間萬事，亦復如是！父母太貪愛子女，往往會害了子女。這也是《陰符經》裡「恩生於害，害生於恩」的道理。

　　大道之理，本來平實無華，至簡至易。偏偏我們愚癡眾生把大道想複雜了。最近有網友聽說月底在北京有個內部講座，就非得裝作「被邀請」，還拉幾個網友同去北京，想聽講座想見胡塗醫。

　　大家求道之心是可以理解的，但是也要考慮是否強人所難呀！把希求心變成貪求心，那不是背道而馳嗎？有知道我電子信箱和加我微信的網友多次「申請」參加，我屢勸不聽，聽說他們北京之旅的票都買好了。如此破費，就是因為太有為了嘛！到時候白跑一趟，也算「甚愛必大費」吧。

　　哎，「無為之益，天下希及之」，信然！

求道解惑 Q&A

Brillia：

「甚愛必大費，多藏必厚亡」，是不是也正體現了「多則惑，少則得」。學習了，感恩！

胡塗醫：

正解！

如華學中醫：

道之理，本來平實無華，至簡至易——這大約也是《易經》中的「至簡，至易」吧？

胡塗醫：

當然。

李大俠：

經常在網上可以看到這兩個字，例如：「南懷瑾老師開示（道家）……」，以為是常用尊敬用語。

胡塗醫：

南老是一代宗師，幾千年少見的大德，已經悟道了的聖人，對眾生當然是開示。我們這些凡夫俗子，哪敢給別人開示。

清靜為正

在《道德經》第四十五章裡，老子說：

「大成若缺，其用不弊；大盈若沖，其用不窮。大直若屈。大巧若拙。大辯若訥。躁勝寒，靜勝熱。清靜為天下正。」

大成、大盈、大直、大巧、大辯者，唯有至道！

◆有德之人，求缺不求全

天地之始，萬物之母，成就的功德何其大！卻表現得不可聽

聞，就像有所「欠缺」一樣讓有心求道的我們摸不著邊際，真是不無遺憾啊！儘管這樣，大道的妙用卻又無處不在昭示著大道之理。

青山綠水，日月星辰，無不盡顯大道本源，只是可惜我們還未見道，故而不知個中無窮妙用。見道之後，「溪聲盡是廣長舌，山色無非清淨身」。故曰：「大成若缺，其用不弊」。

歷代有水準的人，總會「求缺」而不是「求全」。據說曾國藩先生的書齋就叫「求缺齋」，曾先生真是明白人。

大道無處不在，充盈宇宙，卻又如真空一樣空空虛虛，這就叫沖或虛，其妙用卻無處不在不可窮盡。故曰：「大盈若沖，其用不窮」。好比父母對子女的愛，無處不在，子女未必時時都能感覺得到，但終歸有一天會發現父母之愛無處不在的。

好幾年前，胡塗醫和一位朋友從老家經過香港，他老爸在我們住的酒店大廳等著送他，朋友很不高興，覺得老爺子還把他當孩子。坐在車上，我跟他說，你現在發脾氣，未來你父親走了，你會想念這股濃濃的父愛的。父母之愛，也是「大盈若沖」，終有一天你會發現「其用無窮」的。

大道生成萬物，天地日月乃至天地間萬物都是大道所生，大道卻又不居其功，也不存其私，這是完全的「正直」，故曰大直。生

萬物而不爭，好像慈母心甘情願受委屈一樣。故曰「大直若屈」。

有些人總愛說啥「我這個人心直口快，你別在意」，彷彿自己是個直心腸就得讓別人為他們的「口快」買單。這種「直」就不是「大直」。甚至地球上再大再筆直的高速公路，也只是小小的直而已，從太空上看，連我們的星球都是圓的、屈的呢，唯有大道才是「大直」，而大直，卻會表現得似乎沒有那麼直，彷彿有所彎曲、委屈似的。這就是「大直若屈」。

生成萬物的大道，把天地萬物「打造」得巧奪天工，日月星辰按照一定的規律運轉，一切的一切都恰到好處！如此精巧，大道卻不顯不露，藏拙在後。這就是「大巧若拙」。

◆大道悠悠，其體清靜

上面說了，日月運行，斗轉星移，山川河流，無非大道之功用，彷彿大道一聲令下，萬物各歸其序，而大道卻又不聲不響，這就是「大辯若訥」。

大道悠悠，其體清靜，其無窮妙用則是通過「先天一炁」所顯

化的陰陽兩炁來運作。在日常生活中，若用心領悟或許就能窺見一二。比如在寒冷的冬天，動一動，像很急躁似地跳一跳跑一跑，就可以驅趕嚴寒。又如在炎熱的夏天，沒有空調沒有風扇，把心靜下來，「心靜自然涼」，靜下心來就不會覺得熱不可耐。這就是「躁勝寒，靜勝熱」。

躁和靜，熱和寒，均是陰陽。此兩者，總有對治之法。當然，得有點兒生活經驗才知道，若整反了，熱的時候躁，冷的時候靜，與大道的妙用相違背，那就不合大道了。

當然，陰陽兩種「物質」，可以互相制約、化解，但它們也只是從先天一炁所化生，所以還是去道甚遠。大道無染無著、無形無象而性體清靜，要怎麼了知契入大道呢？老子唯有「清」而已，故建言「清靜為天下正」。天下之正道，無外「清靜」二字而已。

「人能常清靜，天地悉皆歸」。

天下有道

　　至道大成、大盈、大直、大巧、大辯而又恰恰表現得若缺、若沖、若屈、若拙、若訥。看上去似乎有種種缺陷之大道大行於天下，會是怎樣一番情景呢？老子在《道德經》四十六章接著說：

　　「天下有道，卻走馬以糞。天下無道，戎馬生於郊。禍莫大於不知足；咎莫大於欲得。故知足之足，常足矣。」

◆萬緣放下，當下即是

　　如果能按照大道本來的恬淡虛無、無為而治來治理天下，那就

真是大道大行於天下矣！那時，天下沒有戰爭，人民和平安樂。馬匹可以按照自然的規律生活，不必被人們訓練來做戰馬，頂多就是幫農民馱載些稻穀糞便而已。這就叫「天下有道，卻走馬以糞」。

練功修道也如此，上上根器的人，哪裡需要啥祕傳、方法呢！都是萬緣放下，當下即是！古來聖賢大德，都是無法之法，默照參破，當下即是啊。

當然，天下不可能真的按照無為之道來治理，所以馬匹會被訓練來當戰馬。馬兒也無法自然生長或被圈養起來替步、勞作。

天下無道，當然就會戰火四起，戰馬也要被驅策於戰場上了，更何況人呢！這就是「天下無道，戎馬生於郊」。由於眾生根器各異，就需要不同的方便法門來接引。也正因此，才有了各種各樣的放鬆入靜的方法了。

戰亂也好，修煉也罷，最糟糕的莫過於不知足。人的貪欲一起，「甚愛必大費」，歷史上的任何一次大動干戈，歸根到底幾乎都是貪欲所引起。興兵打仗，生靈塗炭，種種罪惡，也是由於不知足、貪欲而起。

◆放下欲念，知足者常樂

很多人修道練功，不能夠成功，最大的原因也是因為欲望過重。貪欲、私欲一重，就會起各種煩惱。有的人貪功，有的人冒進，本來簡簡單單，當下即是，偏偏無法窺見大道。本來也可以一門深入，最後登堂入室，卻非要拿各種方法往身上整，最終啥也沒練成。這都是不知足與「欲得」之心太重。故老子告誡：「禍莫大於不知足；咎莫大於欲得」。

所以只有知足者常樂！問題是，修道之人，如何才算「知足」呀？知足之足，就是指的能安住當下！當下你啥也不缺，當下你全然接受，當下你全然專注，當下你全然放下……這就是「知足之足」。

能做到這樣，就「常足」就可以全至道了。故曰：「故知足之足，常足矣」。如此修道，也就足足有餘了。

修習禪定的人，會遇到各種各樣的境界。佛陀在《楞嚴經》裡總結為 50 種陰魔，這些心魔如何產生如何對治，佛陀講得清清楚楚。老子輕輕一句「知足之足，常足矣」亦足以對治。非明至道者，無法為老君之知音焉！

明道之用

天下有道之士，轉身即是，每個當下都是無法之法。時間、空間，對於他們形同虛設。老子接著透露了一把神奇事兒：

「不出戶，知天下。不窺牖，見天道。其出彌遠，其知彌少。是以聖人不行而知，不見而明，不為而成。」

◆返觀自身，皆可見天下諸事

天下有道，其實只要你遇到了，你的天下就有道。明道之人，放眼望去，「溪聲盡是廣長舌，山色無非清淨身」。雖然足不出

戶，只要返觀自身，皆可見天下諸事。這就是「不出戶，知天下」──這個功夫，現代社會人人都會了，在家裡上上網看看電視，世界上的大事就都知道了。

在古代，這可是一門厲害的功夫。這是明道之後，懂得大道的妙用而自然流露出來的智慧、本事。具備了這種智慧，不用天文望遠鏡也能瞭解宇宙天體是如何運行的。不要打開天窗也能窺見天道。一切的一切，都瞭若指掌，不假外求。

這種本事，老子說是客觀存在的，過來人都知道這是真實存在的。但是卻也不能貪求。否則就會「其出彌遠，其知彌少」。

因為那是捨本逐末，往神通的路上走得越遠，離道越遠，知「道」越少。

換一個角度來說，人體是一個小宇宙，與天體大宇宙時時刻刻都在進行著物質、資訊與能量的交換，你不做返回的功夫、多往自身上追尋，卻要拚命往身外追尋，追得越多越遠，離自身這個小宇宙就越遠，離悟道就越遠。

同樣的道理，修道與做學問不一樣的地方在於，做學問是知識越多越好，方法掌握越多越好。修道的人，卻容易因為知道得越多越眼高手低，慢慢有了「所知障」，反而障礙了自己進一步悟道。

所以還是簡單點兒，一門深入，從哪兒著手都可以悟道。至道無艱，貴在有恆。

所以明道了的聖人，不往外求，但自我覺悟而已。他們若要瞭解某件事物，也不必專門出門，只要返觀內察，均能找到答案。

他們不妄加作為，任運自然，而成就大道。故曰：「是以聖人不行而知，不見而明，不為而成」。

明道之妙用，確實不可思議啊！

無為無事

天下有道之士明道之後，萬事「無為而成」。所謂無為，就是清靜無為，不妄加作為，任運自然。

太上又進一步闡述：

「為學日益。為道日損。損之又損，以至於無為。無為而無不為。取天下常以無事。及其有事，不足以取天下。」

老子在《道德經》第四十八章裡的這幾句話千百年來頗受文人學士詬病。很多人批判老子在《道德經》裡的思想太過反知識、反科學、反文明，其實是因為人們沒有真的明白老子在講啥。

◆老子如何看待問道求學

老子提倡「絕學無憂」、「絕聖棄智」，並不是老子反對學問、反對聖智。「絕學」，是放下對於一切學問的執著，放下虛妄不實之「知識」、「推理」等等雜亂心，持守大道之清淨性體，因此能光明朗發，智慧寂照，無憂無慮。❿

老子所說「為學日益。為道日損」這 8 個字，把其斷句成 2 句話就好理解了：「為學日益。為道日損」——普通讀書人做學問，當然是多多益善，每天積累知識，積少成多，日日有所進益，這樣勤奮用功，做「加法」的方式才是「為學」之道。故曰「為學日益」。

而修道的人則要學會做「損法」、做減法。要日日精進，善用減法。時時刻刻祛除妄想雜念，少思寡欲，擅自護念。這才是「為道」之法。故曰「為道日損」。

隨著修道功夫的深入，減法的功夫越做越純熟，最後做到萬念化為一念，乃至一念不起而復見先天圓明性體，則能進入自然無為之境。故曰：「損之又損，以至於無為」。

---

❿ 請參閱第二篇〈絕學無憂〉，P.154。

達到了無為還虛，則合於至道。彼時菩提非樹，明鏡非臺，宇宙萬法，無不洞悉，人生至此，不亦快哉！此「無為而無不為」之境，唯聖者可達。

◆天下無事，才是大治

修道與治國是一個道理。如果統治者懂得無為而治，不洗腦、不宣傳、不動干戈，天下反而能大治。

所謂「穩定壓倒一切」，天下無事才是大治，大治之下，還能有啥讓統治者操心的事兒呢！故曰「取天下常以無事」。

修大道亦如此，以「無事」為上，不妄作勞，恬淡內守才是正道。如果統治者背道而馳，洗劫人民財富，貪欲過多，利之所在，黨派之間、派系之間的鬥爭就會激烈。天下就會越治越亂。這就是「及其有事，不足以取天下」。

修道當然亦如此！一方面想要修道出迷途，一方面又要功名富貴諸多事業，哪裡有這樣的好事呢！

補充說一下，唐代高僧永嘉大師在《證道歌》裡說：「君不

見，絕學無為閑道人，不除妄想不求真」。

這就是清靜無為，既無妄想可除也無真理可求——已經窺見了大道了嘛，一切任運自然，無為亦無事！

只要見得那個本來面目，諸家經典冰釋，誠非虛言。

聖人最裝

天下有道之士明道之後，就能夠獲得大道的妙用，「不為而成」、「以無事取天下」、「絕學無憂」……智慧通達。

在《道德經》第四十九章裡，太上接著說：

「聖人無常心，以百姓心為心。善者吾善之；不善者，吾亦善之，德善。信者吾信之；不信者，吾亦信之，德信。聖人在天下歙歙。為天下渾其心，聖人皆孩之。」

悟道了的聖人不和普通人「一般見識」，他們沒有了常人的貪欲妄心。

他們「無緣大慈，同體大悲」，不管有緣沒緣，認識不認識，

有沒有「利益」掛鉤，聖人皆以天下百姓之心為己心，以天下的安樂為安樂，以大慈悲心看天下百姓。故曰「聖人無常心，以百姓心為心」。

◆聖人無常心

聖人的「無常心」，多半也是因為他們深知「諸行無常」。世上一切本來就都隨因緣而變，隨因緣的不同而生生滅滅，沒有恆常的事物。聖人們窺見了那個亙古不變的「大道」，自然會以大道為重為尊為貴，還怎麼可能與普通人一般見識呢！

《楞嚴經》開經有句偈語叫「舜若多性可銷亡，爍迦羅心無動轉」。舜若多性是從梵文音譯過來，意思就是無常性。

爍迦羅心就是那個亙古不變、如如不動的東西。佛道兩家說的都是一個東西啊！

因此，天下的老百姓，善良的，有好主意的，聖人們固然以善心對待，歡喜接受他們。對於不善良的，說話不好聽的，有很多毛病的人，聖人們也有教無類，同樣歡喜接納他們。這就是得道之後

所表現出來的「德」所本俱之「善」，是為「德善」。故曰：「善者吾善之；不善者吾亦善之，德善」。

而對於有信仰、有誠信的百姓，聖人們固然會對他們鼓勵、相信、信實相待。個別言而無信、不實誠的人，聖人們也照樣予以鼓勵、誠信相待，使那些不誠信的人，最後都變得言而有信、誠信度提高起來，這就是得道之後，所表現出來的「德」所本俱之「信」，是為「德信」。故曰：「信者吾信之；不信者，吾亦信之，德信」。

◆聖人處世，大智若愚

儘管有道的聖人本來就是有德有信之人，他們在生活中卻表現得有點兒糊糊塗塗，藏才隱智。聖人如水，處下不爭，納千川百流而有容乃大，充滿包容。

所以在天下百姓看來，聖人由於深藏功與名，老百姓壓根兒看不出來。我常跟修道的人開玩笑說千萬別做聖人，若論裝，聖人最裝了。老子白紙黑字寫著嘛——「聖人在天下歙歙」。

　　有些人看上去好像糊糊塗塗、很包容別人很好欺負的樣子，實際上卻是大聖人一枚呀！聖人在天下百姓面前內斂鋒芒，與天下百姓「和其光，同其塵」。你若無慧眼，斷然看不出來他們本來就是聖人，蓋因聖人之心已以百姓之心為心！

　　為了讓天下百姓不覺得他們神奇怪異，聖人們會與老百姓打成一片，與芸芸眾生之心混為一體。故曰「為天下渾其心」。

　　若非要捕捉出他們的某一點「神聖」的資訊，倒也有跡可循──聖人們往往童心未泯，因為他們有赤子之心，素樸自然，渾然天成，不造不作。這就是「聖人皆孩之」。

　　在《道德經》中，這一章和前一章都是對第二十章的進一步展開闡述。讀者宜三章一起讀。

　　《問道老子》也最好把相關的三篇一起讀了，其他兩篇分別為：第二篇〈絕學無憂〉、第四篇〈無為無事〉。

求道解惑 **Q**&**A**

雁渡靜潭：

我們以前背這篇時都有「百姓皆注其耳目」這句，看來是後人加進去的？

胡塗醫：

的確有很多版本都有這句「百姓皆注其耳目」（放於「為天下渾其心」和「聖人皆孩之」之間）。我從小背的版本沒有。所以也就按照我的記憶來。咱們這不是正兒八經的學術研究，就不管了吧。

當然，「百姓皆注其耳目」一句與全章主旨也是吻合的。天下百姓，我等凡夫，總是專注於耳朵聽到的、眼睛看到的東西，而悟道了的聖人則不然，他們返觀內察，有耳有目而不昧，心如嬰孩，純潔無著，渾然天成的天性已經恢復。

所以這一句話就算是後人加進去的也加得很有水準！

生死十三

在上一篇〈聖人最裝・求道解惑 Q&A〉裡，我已詳細說明了「百姓皆注其耳目」一句的來龍去脈，咱們接下來看看《道德經》第五十章：

「出生入死。生之徒十有三，死之徒亦十有三。人之生，動之死地亦十有三。夫何故？以其生生之厚！蓋聞善攝生者，陸行不遇兕虎，入軍不被甲兵。兕無所投其角，虎無所措其爪，兵無所容其刃。夫何故。以其無死地。」

◆在出入之間，完成生與滅

「出生入死」，人一出生，生命就開始了。「出生」，一從娘胎出來，就開始此生的生命。等到死了，埋入土裡，就是「入死」。換句話說，人「生」則「出」，人「死」則「入」。兩眼一閉一睜，一天就過去了。一出一入，一生就過去了。

對於生死，老子看得很明白，不外一出一入。莎士比亞在《皆大歡喜》裡面說過：「這世界就是一個舞臺，男男女女不過是一眾演員，每個人都有上場的時候，也都有謝幕的時候。」❶

沙翁的這段話，也就是老子所說的「出生入死」。這4個字現在成了一個很普通的成語，用來形容一個人冒著生命危險，不畏艱險，不顧個人安危。

出生入死，是深悟大道的老子對生死的看法。他老人家明明白白，生死就是這樣一出一入，一增一減，就如白天之後是黑夜般自然不過。老子接著說：「生之徒十有三，死之徒亦十有三。人之生，動之死地亦十有三」。

這兩句話，千百年來，各家注解莫衷一是。懂的人死活不說，

---

❶All the world's a stage, and all the men and women merely players: they have their exits and their entrances.（William Shakespeare, *As You Like It*）

說的人死活不懂。所謂「得訣歸來好讀經」，沒有明師訣破，這兩句話斷然不可能弄懂！

一般而言比較常見的注解是，人的生命，能生存下去的概率有十分之三，會死去的概率也是十分之三。由於生命總在運動變化之中，有十分之三的可能是往生或往死方面走。這樣的注解，似乎無懈可擊。把「十有三」注解為「十分之三」，三個加起來才十分之九，另外十分之一又是啥？可見，這是外行人在說外行話。

其實，「生之徒十有三，死之徒亦十有三。人之生，動之死地亦十有三」，這是對「出生入死」的進一步闡述，指出生、死背後的主宰是啥。這裡的「十有三」，壓根兒就不是十分之三而是13！比如說「李小姐芳齡二十有三」，就是說她 23 歲，不是說她二十分之三歲嘛！

◆萬物生化之道，皆有定數

那麼這個「十三」又是啥呢？真傳一句話：訣竅就在河圖中！請看右圖。

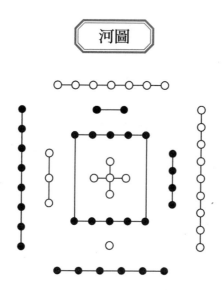

$$\boxed{河\ 圖}$$

　　這張河圖，胡塗醫在《問道中醫》第一篇〈略說河圖洛書〉中解釋過了。這裡再講一遍。圖中白點1、3、5、7、9為奇數，為「陽」，黑點2、4、6、8、10為偶數，為「陰」。陰陽奇偶，互相交感，便是宇宙萬物的生化之道。

　　1、2、3、4、5是所謂的「生數」，表示宇宙萬物的生發之機，先居於內。6、7、8、9、10是「成數」，表示宇宙萬物的成長，後居於外。可見，宇宙萬物，莫不由「內」而「外」，修行之道，必從返觀內察開始。而生死之途（通「徒」），也必有定數！這個「定數」，也是內外、水火、天地的結合！

　　人一出生，就是進入「後天」，就是天地的「成數」在決定著我們的死活。成或不成，死或活，背後均有主宰。從河圖可知，天一生水，地六成之。地二生火，天七成之。這個「水」，就是「坎」卦，「火」則是「離」卦，《萬卷丹經》又是坎離又是龍虎，說得雲裡霧裡，不外就是這個生命的主宰——地六和天七所代表的元精元氣和元神！六加七加起來就是十三——十有三，此之謂也——這才是醫家祕傳的正解！

　　決定人是生是死的，均是人體的元精、元氣和元神，故曰「生之徒十有三，死之徒亦十有三」。

　　人一旦出生，後天意識開始作用，醫家管此叫「識神主事」。後天的識神主事，心念動處皆是七情六欲等各種妄想雜念。人動了妄念，就會坎離不交，水火未濟，從而一步步走向死地。

　　這個道理，也正是《陰符經》所說的「沉水入火，自取滅亡」。故曰「人之生，動之死地亦十有三」。這些話，沒有明師訣破，再聰明的人也沒辦法想到。修道的口訣，真是「饒君聰慧過顏閔，不遇真師莫強猜」啊！

　　不知不覺洩露了這麼多天機，頗覺惶恐。

　　子時到了，睡覺去也。

最佳保險

前面解釋了「十有三」的問題。咱們接下來看看《道德經》第五十章的另外一部分內容，還是同樣一段經文：

「出生入死。生之徒十有三，死之徒亦十有三。人之生，動之死地亦十有三。夫何故？以其生生之厚！蓋聞善攝生者，陸行不遇兕虎，入軍不被甲兵。兕無所投其角，虎無所措其爪，兵無所容其刃。夫何故？以其無死地。」

主宰一個人生死的，就是「十有三」。這個十有三，正是河圖裡的地六和天七所代表的元精元氣和元神——這就是「命」與「性」！

◆生死背後的主宰

中文裡的「性命」正是生死背後的主宰！在《周易參同契》等諸多丹經裡用了各種各樣的隱喻來暗指「性」和「命」。老子在《道德經》裡的「十有三」正是指此！

「夫何故？以其生生之厚！」為啥這麼說呢？因為地六天七——外在的宇宙天地通過人體內在的「性」和「命」使生命有了蓬勃的生機，天地有好生之厚德，但是人生於天地間既為天地所生，亦死於天地之間。

《陰符經》「天生天殺，道之理也」的說法與此一脈相承！所以才有生有死。了脫生死的方法，就是把握這「十有三」。太上很謙和地舉了一些猛例說：「蓋聞善攝生者，陸行不遇兕虎，入軍不被甲兵。兕無所投其角，虎無所措其爪，兵無所容其刃。」

聽說那些善於養生修道的人，他們凝煉了「性」與「命」，生命完全可以自控。這些人自帶一種合道而行所自然流露出的良性資訊與能量，對周遭的事物不構成任何傷害與威脅，因此也不會受到周遭任何事物的傷害與威脅。他們或許因為已經窺見了大道，身上具備某種超乎常人的能量，所以他們行走山林陸地也好，衝

鋒陷陣上戰場也罷，都不會遇到危險。看來世上最大的「保險」（Insurance）還是修道有成啊！

太上說得很生動，修道有成的人，外出雲遊不會遇到野獸猛虎。「兕」雖然有威猛的「兕角」，但是因為遇不到善攝生的人，牠們的角再厲害也無所用處。老虎的爪子再厲害，沒遇到善攝生的修道人也沒處好抓。他們哪怕上前線也不必披掛盔甲，不必怕會被敵人的兵器所傷。

當然，修道有成的人若真遇到兕虎也不怕，過去很多大修行人據說都能降龍伏虎呢！傳說中不少神仙、菩薩的坐騎都是獅子大象猛虎，可能就是因為祂們有這種攝受野獸的能力吧！

著名的豐干禪師就常騎著一隻猛虎在天臺山上閒逛，那隻老虎見到寒山和拾得兩位聖人，溫順如小花貓。所以，「陸行不遇兕虎」，也可能是老虎們知道聖人要經過這條路，乖乖躲一邊去了。

而「入軍不被甲兵」則可能是聖人一出現，戰爭就停下來吧，用不著「被甲兵」──當然，這只是「可能」而已，這樣解釋，或許得挨老君板子。「夫何故？以其無死地」。善攝生者怎麼就這麼厲害呢？他們怎麼能做到這樣呢？因為他們已經完全能夠自己把握生死了！如果他們不想死，怎麼都不會死呀，哪來的出生入死？又

哪裡會混到死亡的地步呢！生既已生，死再無死。這是多麼了不起啊！哎，修道有成才是世間最佳的保險啊！

◆聖、智不用，為大用

順便說一下，網友 Sophie 看了這篇文章後說這句「蓋聞善攝生者，陸行不遇兕虎，入軍不被甲兵。兕無所投其角，虎無所措其爪，兵無所容其刃。夫何故？以其無死地。」她理解成「遇到修道有成的人，兕不知道把角頂向何處，虎爪沒有可抓的地兒，兵器的利刃無處施力。為什麼呢？因為他們沒有感到死亡的危險。」

她這樣的理解沒啥大問題，而且還挺為修道人長臉——很多研究老子的專家學者都持有相似的觀點。但這不是老子的意思。

儘管修道有成的人可能擁有很多超乎常人的能力，不怕毒蛇猛獸或刀兵。老子沒有否認這種超能力的存在，但是並不主張去使用這種超能力。他老人家認為這是「道之華而愚之始」——修道路上必然出現的能力，如果執著於這種能力，就是愚蠢的開始，無法成就大道。

　　《道德經》五千言歷代都被修道養生之士奉為煉丹、了生脫死的圭臬。老子主張無為、不爭、處柔、處下。悟道的人會盡量避開毒蛇猛獸之所在，會盡量勸阻戰爭的發生。若無特別必要（比如迫不得已的為民除害），讓萬物自然生長就好，不必去打擾它們、硬碰它們。

　　2009 年 1 月 15 日，美國「全美航空」公司的機長 Chesley Sullenberger 先生成功將飛機迫降在紐約哈德遜河上。

　　那天這個新聞播出的時候，胡塗醫剛好在給師父侍茶。師父盯著我，意思是要我談談對這個新聞的看法，看看我究竟懂不懂老子。明師們總有一顆婆心，不失時機來對弟子觀機逗教。

　　機長 Sullenberger 先生當然是英雄！但若從老子的思想看，那些穩穩當當把飛機及乘客送達目的地機場的機長們才是合乎自然的，儘管他們不是英雄。試問你是願意乘坐英雄及好人好事輩出的航班，還是乘坐英雄不必出現、啥事也沒有的航班？

　　老子提出「絕聖棄智」，並不是認為「聖」、「智」不好，而是能不用、無用、用不著最好。這就好比保險理賠，發生事故了，當然能有保險賠償最好。但是若一輩子不需要跟保險公司打交道、不必找保險公司理賠，那才是老子所讚許的。

　　退一步講，修道之人，多數都有「前識」——提前知道未來的預測能力，他們都懂得趨吉避凶，若非為了特殊的原因，一般不會真走有兕虎之路的。

　　這就好比用兵，百戰百勝，雖然層次極高，但是不戰而勝，才是老子的用兵之道。

道生德蓄

老子在前面指出了，修道有成的人「無死地」——生命完全可以自己把握，身心徹底解放，證得「無死」（當然也「無生」）的境界。老子在第五十一章接著說：

「道生之。德畜之。物形之。勢成之。是以萬物莫不尊道而貴德。道之尊，德之貴，夫莫之命而常自然。故道生之，德畜之。長之育之，亭之毒之，養之覆之。生而不有，為而不恃，長而不宰。是謂玄德。」

道為萬物之母、之始，道生養萬物，道是宇宙的本體。德則是道所表現出來的功用。宇宙萬物，無不是悠悠大道所生。宇宙萬物

誕生之後，大道的功用（「德」）蓄勢含蘊，輔其成長。至於長成什麼形狀，也是道、德的作用。

宇宙萬物，都是道和德形之於外的表現。所以悟道了的人，觀看宇宙山河大地，都是如來在說法。看花開花落雲卷雲舒，無非般若！故曰：「道生之。德畜之。物形之」。

宇宙萬物，生成、成形之後，不同的形態就附帶著不同的能量、勢能。該如何生長壯大老死，均是這股勢能在「引導」著。佛門管這叫做業力。這就是「勢成之」。

◆大道生蓄養育萬物，有功而不居

「是以萬物莫不尊道而貴德」，所以天下萬物的生養收藏、成住壞空，莫不由「道」和「德」所左右，因此都自然而然地遵循大道及其功用大德之運行而生息繁衍。萬物如此「尊道而貴德」，是自然而然的事兒，不管你有意無意，都勢必如此，不必誰來命令，都自然不過地進行。

所以說「道之尊，德之貴，夫莫之命而常自然」。道之所以尊

之所以高妙，因其無為自然，生萬物。德之所以貴之所以難得，因其無為自然，養萬物。道、德都是自然、無為、不刻意、不必誰來命令，也不必對誰下命令，一切自然而然。

由此可見，大道從無到有「生」萬物，大德陰陽內「蓄」養萬物，因緣和合，使萬物成「長」，四時運行，五氣制化「育」萬物。故曰：「故道生之，德畜之。長之育之」。

「亭之毒之」，就是成之熟之，使萬物性體完整，長「成」萬物該「成」的成熟的樣子。「養之覆之」，大道養護著萬物最後也埋葬了萬物，「天生天殺，道之理也」，不管是生、蓄、形、長、育、成的生命過程，還是養之護之的運化，大道無言，明天察地，大道無形，通玄達微。

生蓄養育，有功而不居。運化萬物，自然而不自恃。亭之毒之，成之熟之而不宰制，這就是大道深矣遠矣之大德。故曰：「生而不有，為而不恃，長而不宰。是謂玄德」。

回歸老母

老子在《道德經》的第五十二章接著說：

「天下有始，以為天下母。既得其母，以知其子；既知其子，復守其母，沒身不殆。塞其兌，閉其門，終身不勤；開其兌，濟其事，終身不救。見小曰明，守柔曰強。用其光，復歸其明，無遺身殃，是為習常。」

老子在《道德經》第四十章裡說過「天下萬物生於有，有生於無」。這一章裡所說「天下有始」，就是再次強調天下萬物生於「有」，有這麼一個開始、起始。

這個開始、起始，卻又生於「無」。所以「無」才是真正的

「天下母」。

這個「無」，無得特別徹底，無形無狀，無聲無色，無內無外，無遠無近，無始無終，無陰無陽……一如佛陀在《心經》裡說的：「無色聲香味觸法，無眼界乃至無意識界，無無明亦無無明盡，乃至無老死亦無老死盡……」。

此「無」本 老子「不知其名」，勉強給她起了個名字叫做「道」。這裡老子講得明明白白了，道是天下萬物之母！大道無名，卻是天地之始。故曰：「天下有始，以為天下母」。

◆窺得大道，萬事至簡至易

窺得「天下母」之後——得道、明道之後，自然就會明瞭大道所生之萬事萬物了。換句話說，掌握了大道，就可以一通百通，諸家經典冰釋，天下學問不學則已，一學必通。

王陽明先生講學的陽明洞（清代改名為王文成公祠），祠門有對聯嵌「三載棲遲，洞古山深含至樂。一宵覺悟，文經武緯是全才」。這副對聯描述的就是一旦覺悟，無所不通的境界。這就是

「既得其母，以知其子」。

窺得了大道，就找到了根本。找到了根本，則一法不容萬法不立，一切都變得十分簡單。是為大道至簡至易！

比如金融投資上的主要問題：如何在瞬息萬變的市場做到簡簡單單，一投必賺？如何及時規避市場各種風險？如何因應各種不確定性因素？如何克服「妄心」、克服人性的貪嗔癡慢疑對投資判斷的影響？如何洞悉整個市場的真相而不會被各種誘惑而困擾？

這一切問題，在明道者心中都不是問題。把「金融投資」換成任何一個領域，比如戰場、商場、官場，亦無不如此。

所以歷代有人把《道德經》當兵書看也不無道理。老子的智慧在哪兒不能用呢！

「既知其子，復守其母」，明瞭天下萬事萬物之後，悟道之後，修行才剛剛開始，此時用功，自然而然會「守其母」，守住大道！這樣才會一路走到底，不會出啥亂子。故曰：「既知其子，復守其母，沒身不殆」。

所以說悟道了也沒啥了不起，該怎麼熏習還得怎麼熏習，該怎麼折騰訓練還得怎麼折騰訓練。並不是說一旦明道，就可以一了百了啥也不用幹了。

弘一大師臨圓寂前的「悲欣交集」，悲的或許正是明道之後還來不及進一步用功、更多去度眾之嘆，喜的自然是大道已明，生死解脫吧！

◆收視返聽，返觀內察

古來聖賢，課徒傳道，無不先對門人弟子們各種磨性各種折騰。所有命功的修煉，身體上的用功，都是「知其子」的過程。慢慢折騰下去，福德因緣具足的人，就會慢慢「復守其母」，走上追尋大道之路。

所謂的煉精化氣，煉氣化神，養神還虛的過程，不外就是由「子」找「母」的過程。當然，這些都是後代折騰出來的方便法門。太上老人家講得很簡單！要人們做到「塞其兌，閉其門，終身不勤」即可。

「塞其兌，閉其門」，就是「外三寶」關閉，口、目、耳等統統關閉不用！效法大道，清心寡欲，恬淡虛無，閉目閉嘴，廢話少說，非禮勿視。

　　「兌」為澤卦，「兌上缺」，在人體來說就是一切有「缺口」、「開口」的器官，故為口、眼、鼻、耳。「門」亦是開口的器官，也是眼耳鼻舌。故「塞其兌，閉其門」就是收視返聽，返觀內察而已。

　　蓋因大道虛無，無色聲香味觸法，我輩凡夫若要體解大道，非行返觀內察、塞兌閉門之功不可！

　　當然，「塞其兌，閉其門」，也不能硬來，而是要「終身不勤」。不能太執著不能太刻意，要「綿綿若存，用之不勤」才好。

　　若不行返觀內察、塞兌閉門的放下之功，反而貪求財色名食睡，追逐外在的名利，當然就是捨本逐末。

　　老子說這是蠢得不可救藥的。所以說「開其兌，濟其事，終身不救」。

　　所以若要養生修道，不能太消耗自己的能量。眼耳鼻舌身意，無不是消耗能量的有漏之門。關閉了眼耳鼻舌身意，則其相應的色聲香味觸法也就放下了。老子此章所言與釋尊在《心經》所論完全一致啊！

◆當內在與道體之光融合

「見小曰明」，大道其大無外，其小無內。曰其大可，曰其小亦可。故見小，即是見道，見道，自然明道。故曰「見小曰明」。當然，若從用功方式的角度看，從眼耳鼻舌身意特別是兩眼，見得越小越少越好。畢竟「機在目」嘛，少見少看少消耗，更容易守得住光明。

現在的人總對著手機，這是「見多識廣」了，眼睛也容易變差的。以前見過胡塗醫的人都知道胡塗醫平時戴著眼鏡，後來有位朋友，一位中國的頭號特異功能大師說你搞中醫和修煉的，戴個眼鏡不像話，我說我老人家戴不戴眼鏡都一樣，戴著眼鏡是裝斯文。後來覺得她說得也對，乾脆就不再戴眼鏡了，少點兒裝蒜。這或許也叫「見小曰明」吧！

「守柔曰強」，太上主張「柔弱勝剛強」，柔、弱，均是大道的表現，守柔就是守道。處柔處下處弱處低，才是合道之法，故曰強。比如一個人的脾氣，如果能守得住柔和，才是人生強者。事事要與人爭強非為強，事事禮讓他人才能廣結善緣。

事物由小而大，由弱而強，由柔而剛，由微而著，這是事物沿

著時間的坐標軸不斷向前運動的正常規律。如果能常做「返回」的功夫，常行「見小」、「守柔」之功，才能走向明道與真正的強大。故曰：「見小曰明，守柔曰強」。

小與柔，弱與下，均是大道的妙用。能常反著時間坐標軸不斷前移的方向回歸其母，見小守柔，則可「用其光，復歸其明」。慢慢身如琉璃，內外明澈，自性的光明顯現。此時哪裡還需要折騰啥煉精化氣、煉氣化神、養神還虛呢！

好比我們看東西，明明睜開著雙眼，眼睛卻能往內看，這就是返還的功夫呀！一念回轉，一念放下，內在的光明，與道體的光明，圓融無礙。這就是「用其光，復歸其明」。能做到這樣，自然「無遺身殃」，身心哪裡還會遺留啥毛病呢！「是為習常」，這才是真正的修道悟道啊！

求道解惑 Q&A

StevenZhang：

原來有念就是漏，以前聽不懂，總以為漏丹才是漏，原來那只是身漏，六根都在漏呀。

胡塗醫：

六根時時刻刻都在漏。

寧波老農民：

先生的解讀讓我想起來 2015 年先生教的返觀內察法。請問先生，返觀內察法是否可以與虛空大定或者內丹功結合在一起練？

胡塗醫：

不一樣的，別瞎混搭。

大道甚夷

　　在這次的「詩意之旅」活動上，胡塗醫向大家介紹了醫家祕傳《內經圖》的不少口訣及修煉方法。許多人驚嘆口訣和方法之簡單！其實「大道甚夷，而民好徑」，大道本來就很簡易，沒多少囉嗦事兒。正如老子在《道德經》的第五十三章中說的：

　　「使我介然有知，行於大道，唯施是畏。大道甚夷，而民好徑。朝甚除，田甚蕪，倉甚虛；服文彩，帶利劍，厭飲食，財貨有餘。是謂盜誇。非道也哉。」

◆敬畏之道心

使廣大聖賢於天地間踐行大道的一大原因，就是因為他們深刻地領悟了大道之理的妙用，看到了天地、自然、萬物對於我們的恩惠布施，不求任何回報，因此生起敬畏、恭敬的心而願意效法大道、踐行大道。

老子謙恭地說：「使我介然有知，行於大道，唯施是畏。」使我這樣一介凡夫能夠立於天地間，對自然大道有所感有所悟有所知，從而「觀天之道，執天之行」，也只是因為感念天地布施的恩惠，從而使我生起敬畏、恭敬的道心。

「大道甚夷，而民好徑」，大道本來就像平坦的高速公路，無遮無攔，本來只要不去衝撞高速公路兩旁的隔離層，就可以穩穩當當開到彼岸開到目的地。可是人們偏偏好尋求捷徑，希望抄近路，所以反而整出許多彎道來！

修道的高速公路上的「隔離層」是什麼呢？就是所謂的「戒」——理解為交通規則也行。就是守護自己的心，比如不要酒後駕駛，不要有太多的貪、嗔、癡。佛陀在《華嚴經》裡說：「戒為無上菩提本，長養一切諸善根。」放不下妄念，提不起正念，就

走不上平坦的大道。如果能在每個當下都放下，則至道無艱，轉身即是！

◆外物迷眼，導致靈性空虛

這次我給來參加詩意之旅的小孩子開發出了他體內的先天一炁，在講課的時候，為了驗證道氣呈現的厲害，我只在孩子的耳邊悄悄跟他講一句話——所謂「真傳一句話」——他就能在課堂上做出了傳說中的「空中取藥」來。如果我這句話告訴成年人準不成！因為孩子「甚夷」而成年人「好徑」。

放眼人間萬象，莫不如此。朝廷的宮殿越高大臺階修得越多、打掃得越乾淨，就越耗費人力物力。在老子所處的那個農耕時代，就意味著很多勞動力得被徵用去修建、打掃、維護宮殿，因此田園就容易荒蕪無人耕種，穀倉、國庫自然就容易空虛了。故曰：「朝甚除，田甚蕪，倉甚虛」。

同樣的道理，一個人如果花太多功夫在外物上，花太多力氣在房子、車子、金子上，心靈的田地也會雜草叢生，靈性修養也就很

空虛了。

統治階級在老百姓「田甚蕪，倉甚虛」的時候還照樣燈紅酒綠，身穿華麗的衣服，腰佩鋒利的寶劍，飽食終日浪費食物，耗費民脂民膏。人民水深火熱缺衣少食，統治階級財物有餘鋪張浪費。

這些竊國者就是人民的盜賊，是對大道的背叛，絕非有道之士之所為，他們所行亦絕非大道！故曰：「服文彩，帶利劍，厭飲食，財貨有餘。是謂盜誇。非道也哉」。

同樣的道理，一個人要修道成功，要在「損」字上下功夫！文彩利劍，飲食男女，功名利祿，統統要學會放下，否則就是「盜誇」──這一切可以把你修道的資糧全盜走！

哎，「道德靈文止五千」，拿來修道固然是指南，放在治國上也可以是圭臬。

求道解惑 Q&A

祥光普照：

像我這般年紀想拚恐怕都沒得可拚了。

胡塗醫：

任何時候開始都不會太晚！古人說，只要一息尚存，就可以安心辦道。何況還活得好好的呢。

善啥不啥

「大道甚夷，而民好徑」，老子諄諄告誡，往複雜處折騰就不對。可是我們這顆凡心，最愛的就是瞎折騰啊！哪有那麼容易就走上「甚夷」的大道呢！

所以老子接著在《道德經》第五十四章裡說：

「善建者不拔，善抱者不脫，子孫以祭祀不輟。修之於身，其德乃真；修之於家，其德乃餘；修之於鄉，其德乃長；修之於國，其德乃豐；修之於天下，其德乃普。故以身觀身，以家觀家，以鄉觀鄉，以國觀國，以天下觀天下。吾何以知天下然哉？以此。」

◆善抱者惟道是從

那些從此岸到了彼岸的人們深深懂得，「自然之道不可違」，虛無大道，「獨立而不改，周行而不殆」，萬事萬物莫不在運動變化之中，唯有守道、抱道、行道，才可以不失而長久。

所以他們不會傻乎乎去建設一座「永久」的房子——天下哪有啥永久的房子呢！他們不會去建立永恆的財富——天下也沒有永恆的財富。有形有相的東西，就終歸會塵歸塵土歸土，哪能長久呢！所以聖人們要建立的，都是「善建」！

善良的事業，善良的功業，善良的德業，美好的一切！那才是真正的「善建者」——沒有人可以動搖得了他們的思想、教化。

通俗點兒說，他們的歷史功勛不會因為他們不在人間而消失。像老子、釋迦牟尼、耶穌、穆罕默德、孔子……哪怕他們已經離開人間這麼多年，他們的思想、教化會永存！這就是老子所提倡的「善建者不拔」。善抱者，惟道是從，惟道是抱，因此抱道者不會失道。故曰：「善抱者不脫」。

老子告訴人們，養生修道乃至幹任何事業，都建立在根深蒂固堅韌不拔的精神上，安住當下，抱道終生，如此才有望建立不朽功

業。如此才能為生命留下歷史，使後代子孫能以你為榜樣，在祭祀你的時候懷念你的千秋功德。也只有如此，才能夠使「子孫以祭祀不輟」。

◆道由己及人，向心內求

要如何「善建」、「善抱」呢？老子強調要實修實證！

「修之於身，其德乃真」，用大道來指導修身，其德必定質樸純真！能夠抱道、守道，與道合一，何愁找不到那個本來就如如不動的真如呢！

「修之於家，其德乃餘」，用大道的原則指導修身，當然可以直達至道，若用其來治家，那更是綽綽有餘。

「修之於鄉，其德乃長」，若能由己及人，由家而鄉，其德不但不會減少，反而更見增長。好比醫家治病，很多不入行的人怕損耗元氣，不敢給太多人看病，其實你只要明白元氣的本質是啥，哪有耗元氣之理！醫家越給人看病，功力增長越快，也是這個道理。

「修之於國，其德乃豐」，若能由鄉及國，則全國民風純

樸、社會和諧、五穀豐登，百業隨順。不必靠封鎖人家 Google、Facebook、YouTube、WhatsApp，人們也可感其大德而安安穩穩過日子。

「修之於天下，其德乃普」，若能由國而及全天下，則可使整個地球村擁有真正的普世價值，東西半球，南北半球，和睦相處。

所以，若以我一己之身修持大道、以身證道，固然可獲解脫可獲身心自在，也可觀照、關照身邊的人，使他們也走上解脫大道。

同理，一個家庭、一個鄉里、一個國家乃至全天下，若都能「觀天之道，執天之行」，則悠悠天地，也不是多大的事兒，盡皆可知可解。故曰：「故以身觀身，以家觀家，以鄉觀鄉，以國觀國，以天下觀天下」。

老子說我老人家怎麼會知道天下知道得這麼徹底呢？「吾何以知天下然哉？以此！」——不就是我老人家一直在修道、行道嘛！

道不可向外求、向外建，道要往內求、往內建，這樣你一旦成道自然可以造福十方。

求道解惑 Q&A

寧波老農民：

似乎明白了一點，這樣說來，「拔」可以當推倒來理解？進一步地說，「善建者不拔」可以按兩層意思來理解：一是善建者本身不去做容易被拔的事情。二是善建者的事業基本上都是長青基業，誰也拔不了。

請問先生，這樣理解是否正確？

胡塗醫：

基本正確。善建的東西拔不掉。

赤子之心

太上老人家在前面不無幽默地說，我老人家怎麼知道天下知道
得這麼徹底呢？（「吾何以知天下然哉？」）——不就是因為我老
人家一直在修道、行道嘛！

一個在修道、行道的人，一定有一顆赤子之心。老子接著在
《道德經》第五十五章裡說：

「含德之厚，比於赤子。蜂蠆虺蛇不螫，猛獸不據，攫鳥不
搏。骨弱筋柔而握固。未知牝牡之合而朘作，精之至也。終日號而
不嗄，和之至也。知和曰常，知常曰明，益生曰祥。心使氣曰強，
物壯則老，是謂不道，不道早已。」

◆赤子之心，合於自然

修道、行道直至最後悟道，心越來越合乎至道，心地也越來越柔軟，到了窺見大道，見到自己本來面目的時候，心意如虛空。得道所體現出來的「德」為大德、玄德、上德。老子之前說「上德不德」，最上品的德，是沒有德的痕跡可循的，彷彿初生的嬰兒般，看上去渾渾噩噩啥也不懂，卻充滿盎然生機。故說「含德之厚，比於赤子」。

赤子之心最純最真、最無分別，該哭就哭該笑就笑，不做作、不刻意、不妄為，一任自然！修養到了這一步，「蜂蠆虺蛇不螫，猛獸不據，攫鳥不搏」，再凶猛的蜜蜂、毒蟲和毒蛇猛獸都不會傷害你。因為自己的生命自然、無為，對天地萬物都沒有了「敵意」，這些蛇蟲鼠蟻、猛獸惡鳥都不會侵犯你。

悟道之人，身心都變得柔軟，「骨弱筋柔」，如嬰兒般「握固」——心心念念都把持得牢固。

氣足神旺，生命自控，無憂無愁，無思無慮，一任自然！合於至道，就是合於自然，正如老君所說「道法自然」。一個人從煩惱眾多的此岸到了解脫快樂的彼岸，也就一轉身的功夫般而已。無可

無不可，各種欲念均解脫自在。

如初生的嬰兒般，「刀槍入庫，馬放南山」，不需要男女之事，哪怕有時「無欲而剛」，也只是如嬰兒般由於元精圓滿充足，偶爾陽物自動勃起而已，毫無男女之念。這就是「未知牝牡之合而脧作，精之至也」的道理。

◆保愛脧精，合之至也

養生修道的第一步功夫，就是要做到元精不漏。而對於廣大油膩中年男女，基本都已經漏得不能再漏了，所以醫家才有一系列生精、補漏的功法、藥方。醫家一直祕傳著一套生精、補漏的功法和藥方，胡塗醫只教過極少數的人，效果立竿見影。以後有機緣，會把這些千古祕傳著的「學術成果」都教給有緣人。

順便說一下，老子「未知牝牡之合而脧作，精之至也」的說法，與彭祖的攝生要訣「保愛脧精」一脈相承。

馬王堆漢墓出土的《十問》中的第六問說：「『人氣何是為精乎？』彭祖答曰：『人氣莫如脧精，脧氣鬱閉，百病生矣。脧氣不

成，不能繁生，故壽盡在腰。」」《太平御覽·卷七二〇·方術部》引用《神仙傳》的話說：「彭祖之長壽之道，但莫傷之而已矣。」

「終日號而不嗄，和之至也」。嬰兒具備充沛的元精、元氣，元神一直處於極其「中和」的合道狀態，所以哪怕終日啼哭聲音也不會啞。

有很多修道有成的老師，終日給人做開示，忙這忙那，講了一天話，聲音也不會嘶啞，這也是「和之至也」──心平氣和，元氣高度合於至道。

◆知行合一，元氣醇和

進一步說，所謂「和之至」，就是心境平和，沒有妄念，沒有打妄想，「止於至善而達於中」，與大道高度契合，自然就陰陽平衡，元氣中和。做到這一點當然不容易，但是大家也可以朝著「心態平和」、「情緒穩定」的方向訓練自己那顆躁動不安的心啊！

元精充沛，元氣中和，妄念不起，心念平衡，這其實就是一種「定」的智慧。佛門講「戒定慧」為佛學三絕學，其實這三絕學並

沒法斷然分開，持戒當然可以得定，由定自然能生智慧，但是最核心的還是「定」，而定，不僅是功夫，也是智慧。

能恆常持定，元神安寧，元氣中和，元精充沛，恢復到嬰兒甚至先天狀態，才算入門。

太上接著說，「知和曰常，知常曰明，益生曰祥」，知行合一，就能「和」，做到了「和」，就能得定、得道。

道是啥？道啥也不是又啥都是，其一大特性就是「常」，千古不變，亙古長存。當然，道也是「無常」，在在處處，無不有道，沒有「固定」不變。

老君所說的「和」、「常」、「明」其實都是一個東西，都可以劃等號，都是道的「德」、道的顯化。所以說「知和曰常，知常曰明」。知行合一，元氣醇和至極，就是「和」，也就是「常」。這就是「知和曰常」。知行合一，了悟到這個「常」就是「道」，那時就是明道了，故曰「知常曰明」。

「益生曰祥」呢，一般的注家都解釋為懂得養生之道就是吉祥的，這不能說全錯，但恐非老君之知音也！懂得養生修道當然是吉祥的，而事實上，一個人修煉到元精不漏，元氣充沛，元神合道了，就是最大的養生，當然也就最吉祥。

此時不養生而自動養生，不采而采，不煉而煉——這是自然不過的。此外，聖人們此時已登覺岸，助益蒼生，變得自然而然，不造作，不故意，不妄為，一片祥和。或許這才是老子本意吧！

◆常懷赤子之心，有助於合於至道

當然，以上說的，是在修道、行道的修行聖者才能做得到如赤子般。對於我們芸芸眾生來說，無法一步到位，那就「模仿」著學起來，培養自己心情開朗，心態平衡，以和為貴，謙卑柔和，常懷赤子之心，這樣也有助於慢慢合於至道。

凡夫總是「心使氣曰強」，用心太重，各種折騰，各種妄想，各種心機，各種太「有為」的做法，這一切都是人為地逞強和硬來。這種逞強、硬來的有為法折騰，自然就要消耗許多元氣，故曰「心使氣曰強」。

你看天下萬物，到了剛強壯盛的時候，就是衰退、衰老開始的時候。這就是因為不懂得行返回之功，不合乎大道。故曰「物壯則老，是謂不道」。不合乎大道，一般來說都會「不道早已」——早

早就已經準備去見阿彌陀佛了。

我們很多讀者都已經是油膩的、有漏的青壯年了，「物壯則老」，別的若做不到，心性上最少要開始放下各種傲慢、逞強，努力使自己變得柔軟、自然、謙和。若能再鍛煉鍛煉，減減肥，別讓自己太油膩，做個好市民，也算對市容市貌盡了力吧。

祝福大家雙十一買買買之後都發財！

求道解惑 Q&A

Sophie：

欲望太多就成中年油膩了。並非盡然是體形上，更多是氣質上，修道修成道骨仙風沒有一點油膩氣。

胡塗醫：

不盡然啊，以色身見我，以音聲求我，是人行邪道！

和光同塵

　　悟道明道之後，心如赤子，謙和、知常、得定、得大自在，老君如此一說，又怕我們執著於此，畢竟大道的妙用，我們凡夫只可意會，不可言傳。如禪門所說「言語道斷」。所以老子在《道德經》第五十六章裡又接著繞一圈：

　　「知者不言，言者不知。塞其兌，閉其門，挫其銳，解其紛，和其光，同其塵，是謂玄同。故不可得而親，不可得而疏，不可得而利，不可得而害，不可得而貴，不可得而賤。故為天下貴。」

◆大道之理，知者不言，言者不知

大道是宇宙的本來面目，萬物之祖宗，是天下之大宗師。大道生成萬物，主宰萬物，如基督教所說的上帝般，豈是我們人類的言語所能盡述的！所以真正明道的聖人，由於深知大道之不可言說，反而不敢妄說大道。而那些不明道的，才敢大說特說。這就是「知者不言，言者不知」。

太上這句話，非常幽默地甩了自己一巴掌。這句「知者不言，言者不知」等於是老君在謙卑地自嘲，他老人家洋洋灑灑寫了五千言的《道德經》，也只是忽悠而已，他不是「知者」、智者，畢竟「言者不知」嘛！

唐朝大詩人白居易先生就寫過一首詩調侃老君：「言者不如智者默，此語我聞於老君。若道老君是智者，如何自著五千文。」

其實白居易寫這首詩時，多半也只是讀書人調皮搗蛋一把而已。「知者不言」，實際上是因為明道之後，大道的妙用無可窮盡，語言文字不足以盡述。「言者不知」，是因為言者不明道，說破嘴皮子也沒法明道。

大道如此「微妙玄通，深不可識」，豈是言之所能及哉！這宇

宙之母，天地萬物之始，其夷、其希、其微，「視之不可見，聽之不可聞，搏之不可得」，怎麼才能體證到呢？

◆和光同塵，不被萬物染著

太上進一步開示，要「塞其兌，閉其門」——耳目口外三寶收起，收視返聽，隔絕外緣，離諸障礙。

「挫其銳，解其紛」——各種煩惱尖銳的心理全都放下，放下自見、放下自伐、放下自是、放下自矜，各種紛繁複雜之妄念統統放下，如此方可涵養道德，回歸天真本性。

「和其光，同其塵」——與光同體，與塵無別，在光為光，在塵為塵，在啥職位做啥職位的事兒，該幹啥幹啥。不會因為自己悟道了而光芒四射，哪怕處於最平凡的地方，也一任平凡，不爭不辯，心中自有朗朗乾坤。這也是莊子所說「道在屎溺」的道理。

與萬事萬物均能和光同塵而不被染著，這才跟玄妙無比的大道妙用相契合，故曰「是謂玄同」。於平凡處平凡出偉大，於腐朽處腐朽出神奇，這和所有高妙的作家一樣，簡簡單單的文字在他們的

筆下一組合，便是意境深遠的美麗詩篇。

　　所以平凡與偉大，腐朽與神奇，其實是一非二。宇宙大道渾然天成，無內無外，無親無疏，非色非空，即色即空。因此說大道沒有美醜親疏之別，沒有得失利害之分，沒有高低貴賤之別，大道哪裡會有分別心呀！

　　這正是大道稀有難得可貴之處。所以說：「故不可得而親，不可得而疏，不可得而利，不可得而害，不可得而貴，不可得而賤。故為天下貴。」

　　修道的人，扔到哪兒都能活得好好的。心中無親疏，無利害，無貴賤，惟有中道，惟道是從，哪能不解脫不快樂呢！

求道解惑 Q&A

Sophie：

和光同塵，所聞所見都無分別。化平凡腐朽為神奇美好，如汙泥中開出聖潔美麗的蓮花。

一切都好，這種境界真不容易達到。

胡塗醫：

所以對於根器中下的我們才要慢慢熏習啊！

Charlie：

請教先生，一般情況下，是不是得先得了才能談放下？比如財富，比如超能力等。

胡塗醫：

這個要看各個人的根器吧。有些人可能不得到也可以先放下，慧劍斬亂麻。更多的人可能是要先得到了才能安心。在現代社會，要放下，恐怕得先擁有。但是天道好還，要擁有，當然得先付出。欲棄先得，欲得先失，失大得大，失小得小，有失有得，不失不得。

身國同治

前面說到，修道的人，扔到哪兒都能活得好好的。如果去安邦治國，會是高明的政治家，如果去搞養生康復，一定也是高明的神醫。老子接著在《道德經》第五十七章說：

「以正治國，以奇用兵，以無事取天下。吾何以知其然哉？以此：天下多忌諱，而民彌貧。民多利器，國家滋昏。人多技巧，奇物滋起。法令滋彰，盜賊多有。故聖人云，我無為而民自化，我好靜而民自正，我無事而民自富，我無欲而民自樸。」

◆身國同治，遵循天道

老子主張「身國同治」，修身與治國，在儒家來看是兩回事，有先有後有主有次，在老子看來修身治國是一回事，並無分別。高明的政治家應該要懂得遵循天道，走正道。好比高明的修身，都是走正道。

端方正直，無親無疏，一視同仁，大公無私。如此治理國家，才是合道的。故曰：「以正治國」。治國如此，修煉亦然，都必須走正道。有些不入道的人以為元精元氣是男女交感之精，搞啥男女雙修，這都是歪門邪道，都不是「以正治國」。

要想取得天下，必須出奇兵——舉非常之兵，以人們想像不到的方法用兵，用兵之道，在於「奇」，在於普通人想不到，在於不擾民亂世，不無端妄起事端。故曰：「以奇用兵，以無事取天下」。

養生修道也如此，要想身心徹底解放，非得出奇兵、下非常之功不可，非以「無事」、無為作指歸不可！「以無事取天下」，與後面老子強調的「為無為，事無事」說的都是一個道理。大道淳樸天然，不假作為。誠如佛陀在《金剛經》中所言：「一切有為法，

如夢幻泡影，如露亦如電，應作如是觀。」

「吾何以知其然哉？」我怎麼知道應該以無事取天下以無事來修道呢？

「以此」──根據以下的理由。

◆以無事取天下

「天下多忌諱，而民彌貧」，治理天下，若規章制度太多，忌諱太多，好比當年動不動就要「割資本主義尾巴」，忌諱越多，越擾民，人民就越沒有勞動生產的積極性。禁令越多，人民當然就越貧苦。

同樣的道理，修道之人，也不可以有太多「伎倆」。當年有僧舉臥輪禪師的偈語：「臥輪有伎倆，能斷百思想。對境心不起，菩提日日長。」慧能六祖立即破斥臥輪禪師之偈語「此偈未明心地。若依而行之，是加繫縛。」

──臥輪禪師的「伎倆」太多，這正是「天下多忌諱」，六祖大師眼明手快，知道如此修煉，會「民彌貧」──是加繫縛。所以

六祖大師反駁說偈曰：「慧能無伎倆，不斷百思想。對境心數起，菩提作麼長。」⓬

所以說，真正高明的統治者，應該「以無事取天下」。當年的國企之所以發展不起來，就是因為國企往往是外行管理內行，管得過多，統得過死。修道養生，若自以為聰明，棄簡就繁，伎倆多多，也是「是加繫縛」而已。

同樣的道理，「民多利器，國家滋昏」，若人民群眾都利器在手，那麼國家就容易混亂。今天美國幾乎家家戶戶都有槍械彈藥，濫殺無辜的事就難免時有發生。從另一個層面上講，民眾中若太多人有「利器」──有太多的厲害角色，有太多高智慧的人，也很容易顯得統治者無能。

所以對於社會中的「利器」──高明的、有影響力的人，比如馬雲這樣的企業家，高明的統治者應該懂得鼓勵這樣的人多多為社會做有意義的事。當然，真正的「利器」，只能是悟道的聖者。莊子說過「聖人者，天下之利器也」，悟道的人，懂得「國之利器，不可以示人」，他們懂得和光同塵，深藏功與名。

⓬ 請參閱《六祖法寶壇經》。

◆萬物有度，安於天道

「人多技巧，奇物滋起」，隨著社會的發展，教育的進步，人們的智商越來越高，各種技巧也掌握得越來越多。看看今天的社群網路、智慧手機，甚至智慧型機器人的蓬勃興起，就知道「人多技巧，奇物滋起」也是人類發展的必經之路，是自然不過的事兒。可見，老子他老人家不反對現代科學嘛。

當然，這些技巧、奇物，如果過度依賴，難免「令人眼盲」、「令人耳聾」、「令人心發狂」，所以應平常心對待，適可而止。好比修道練功，到了一定時候，各種所謂的超乎常人的能力會逐步顯現，不必大喜過望，也不可濫用瞎用，以平常心觀之即可。

前幾天有位上海的朋友說，其上師的哥哥得了胃癌，剛借錢做完手術，家裡還有 3 個孩子，他想賣掉一些藏傳佛教的法器和念珠之類的寶貝籌款，問我要不要買。我告訴朋友說，東西別賣，缺錢我給他，但是我在國內沒有現金，乾脆等我雙十一去微店賣東西籌款吧。

朋友笑話我說，胡塗醫，你不是會空中取藥嘛，到銀行裡弄點兒錢很容易啊，何必等著微店賣東西呢──且不說我不懂從銀行

「空中取錢」，就算懂，我也不敢瞎用啊！哎，「人多技巧」，不僅容易「奇物滋起」，也容易造更多更大的業，這時平常心就更重要更可貴了！

萬事萬物，總得有個度。好比一個社會，法令越嚴苛，上有越多的政策，下有對策就越多。現代國家，每個國家的稅法都越來越嚴密，但是各種「諮詢公司」研究稅務就越認真，各種「避稅」方法也就越多。這就是「法令滋彰，盜賊多有」。

練功修道也如此，你不坐下來用功還好，一坐下來想靜靜，越想越不靜，彷彿各路盜賊都衝出來搶走你的寧靜般。所以最好的辦法，還是六祖大師說的，「慧能無伎倆，不斷百思想」。

「故聖人云，我無為而民自化，我好靜而民自正，我無事而民自富，我無欲而民自樸。」所以悟道的聖人，懂得效法宇宙大道，自然無為。

聖人「為無為」，安住於自然天道之中，不妄作為，反而能感化眾生，消除煩惱。聖人能安住於靜默之境，不貪功冒進，允執厥中，反而能潛移默化，使身邊的有緣人自覺走上正道。

◆聖人論道，與時俱進

聖人「事無事」，像賢明的統治者一樣不無故挑起社會爭端，不搞「運動」，社會和諧，人民才能走上富裕的道路。同理，「事無事」，可以感化民眾，不妄作勞，而精氣神有富餘，陰平陽秘，身心自在。聖人無欲，就能感動周邊的人們，使人自覺變得更加清靜、樸素。

老子讓人敬佩的地方太多，他老人家講大道之理，用那個時代人們熟悉的語言和習慣來論述。春秋戰國時期，諸子百家，都在講各自的「道理」。老子便從大家常討論的治國、用兵等等來闡述身國同治的大道之理。這是多麼「與時俱進」啊！

到了魏伯陽真人的時代，社會流行用丹藥、爐鼎（火候）、易學等，他也用這三者來論道。而咱們在這個時代修道，還真得效法祖師大德們「與時俱進」的精神，掌握一點現代科技知識。我們現在一天之內接觸到的人、資訊、知識，可能是古人好幾年才能接觸到的。

六祖大師當年從廣東老家跑一趟黃梅拜謁五祖花了很長時間，今天坐飛機個把小時就能到達。六祖大師一路上遇到的人，可能沒

有我們一趟高鐵遇到的人多。如果今天有六祖大師再來，肯定可以引渡比唐朝那會兒多許多的人。

現代修道，不學點兒現代知識和技能，那是犯傻。胡塗醫深信，古代養生修道文明與現代科技文明必定可以碰撞出人類進化的璀璨火花。關起門來唱「法門無量誓願學」容易，真正去用功學習不容易。

有些聰明人說聽胡塗醫講了那麼多方法，若要一個個實踐起來一天二十四小時不夠用，乾脆就不再來學習，哪怕有機會參加啥讀者見面會也不來了。殊不知這樣的因緣你此生錯過了，不知等到啥時候才能再遇到呢……「惠及來生正此時」啊！

子時到了，睡覺去。

求道解惑 Q&A

Charlie：

傳統文化、詩詞歌賦、現代科學技術還有養身修道，就我而言，目前只認識先生您集這麼多於一身了！所以，哪怕自己根器還不足，用功還不夠精進，也要厚著臉皮跟先生學。

胡塗醫：

阿彌陀佛！愧不敢當。天下高明之士太多了，前陣子與馮倫、任志強、王石 ❸ 幾位前輩穿越原始森林，真的感嘆他們不僅比我們會賺錢，還比我們勤鍛煉，更比我們有才華。當然，若論辨識植物，忽悠野生動物，避開蚊蟲蜜蜂，不吃不喝，他們幾個加起來也玩不過我。

---

❸ 此處提到的 3 位戶外愛好者皆為中國大陸的房地產大亨。

389

禍福得失

前面一篇〈身國同治〉在解釋「天下多忌諱，而民彌貧」時，胡塗醫引用了六祖大師駁斥臥輪禪師的偈語，修心同學問我說對於六祖所說的「對境心數起，菩提作麼長」不太理解。

臥輪禪師的偈語：「臥輪有伎倆，能斷百思想。對境心不起，菩提日日長」，這是在「有」的境界！還處於菩提有樹，明鏡有臺的水準，所以在早已實證「菩提本無樹，明鏡亦非臺」的六祖大師看來，當然是要破斥的！

「有伎倆」就說明還有個不自在的東西在。「能斷」就說明面對「百思想」面對煩惱還會受干擾，還無法安然、安住。

對境心不起，還知道有個境在，還在「心不起」，這還是「有」，還在法執中。

而「菩提日日長」，說明心中還是「有」菩提……六祖大師是過來人，當然知道這個境界「未明心地」──功夫還未到家。所以才針鋒相對破斥：「慧能無伎倆，不斷百思想。對境心數起，菩提作麼長」。六祖大師早已深明心地，遠離諸相，哪裡需要啥伎倆，哪裡還需要去干預、去斷啥煩惱呢！他老人家安然、安住於遠離諸相的覺悟之中。境界來了，境界去了，心即起用，煩惱即菩提，菩提本無菩提，還能怎麼長呢！

六祖不愧為一位頂天立地的宗師啊！若要說中國文化的偉大豐碑，恐怕只有六祖和老子！其他悟道的聖者最多只能算他們兩位的知音！養生修道，其實不需要那麼多「忌諱」那麼多「伎倆」。現在很多人開始富起來了，有錢人各種補品營養拚命進補，身體不見得比農村的老頭、老太太好。有些人更可憐，窮的時候吃不起，富了這也不敢吃那也不敢吃，怕甜的、怕肥的、怕膩的。

農村老人啥也不怕，壓根兒就沒啥「伎倆」，他們有啥吃啥，簡簡單單生活，反而健康長壽。我自己的父母都是九十來歲的老人，每次回家看他們生龍活虎，比城裡青壯年還生猛，我就想起老子的這些話。

◆聖者治國，不以過多伎倆

老子接著在《道德經》第五十八章裡說：

「其政悶悶，其民淳淳；其政察察，其民缺缺。禍兮福之所倚，福兮禍之所伏。孰知其極？其無正！正復為奇，善復為妖。人之迷，其日固久。是以聖人方而不割，廉而不劌，直而不肆，光而不耀。」

大道自然，天地生成萬物也殺滅萬物，各種煩惱雜念也有生有滅。所以若是聖人治國，就懂得要順其自然，從從容容，不必「多忌諱」，而應「其政悶悶」──悶悶，就是莊子說的「悶然而後應」──默默不作聲，也就是不要去干預、管理得太多、太嚴苛，不要對人民事事嚴查，悶聲讓民眾發大財。

這樣施政，才能「其民淳淳」，人民才不會有啥顧忌，也不必用心機，而是敦厚淳樸地過日子。如果反過來，「其政察察」，政策多多，員警遍地，各種苛捐雜稅，各種監視觀察，就會「其民缺缺」──不僅生活短缺，精神品德都會隨之欠缺。馬克思主義的

「經濟基礎決定上層建築」的道理，恐怕就是偷師於老子這句話。

事實上，「其政悶悶」，雖然悶悶然不加干預，卻正是吻合大道的施政方法。同樣的道理，練功修道，也不可以有太多伎倆。表面上看，統治者沒有怎麼施政，對有權力欲望的政客來說，這是「禍」，但是對於民眾來說，卻是「福」。

或者說，「其政悶悶」，對於人民來說，統治者悶聲不下指令不做管理，似乎政府不關心，似乎是「禍」，但人民卻反而可以過得踏實淳樸，這就是「福」。「其政察察，其民缺缺」也正是這個道理。

所以老君才進一步說，「禍兮福之所倚，福兮禍之所伏」！這句話不用解釋了，萬物一太極。陰中有陽，陽中有陰。有捨必有得，有得必有失。

◆禍兮福之所倚，福兮禍之所伏

在上上篇文章〈和光同塵・問道解惑 Q&A〉裡，網友 Charlie 提問，在一般情況下，是不是得先得了才能談放下？胡塗醫當時回

覆他要看各個人的根器。而個中原由，接下來我們詳細說說。

宇宙萬象，雖然紛繁複雜，但是不外陰陽。陰陽時時刻刻都存在變化、轉化的可能。「失」有時似乎是「禍」，但是「失」中也有「得」。

比如一些人炒股票輸了錢，這是「失」、是「禍」，但是若懂得買賣股票的時機不對、心態不對，那也可能轉化為「得」為「福」，可能一轉念就懂得怎麼把握時機，怎麼克服貪婪，那就可以賺得盆滿缽滿。

或者因為認識到炒股票會輸錢，從此不再碰，專心實業、事業，那就有柳暗花明而蒙福的機會。所以「塞翁失馬，焉知非福」，禍福，其實一概看作是「福」好了！遇到啥禍事，一概認為這是遇到好事，這是長福報的機會，當下就解脫。遇到啥好事啥「福」，提醒自己，這可能是陷阱是「禍」，凡事不要做太盡，這樣才能真有福。

比如說你出差在外，忽然有個美女無故找你搭訕，你可別認為來了豔福，最好告訴自己這可能是「豔禍」，能避就避，這才是有道之士。

咱們這次也玩了一把「雙十一」，很多人聽說可以半價加優惠

支付明年的費用，知道「福利」來了，趕緊買買買。你怎就不想想這可能是「禍」呢！且不說你可能辦理不了簽證或者不被錄取，早早把費用交了，萬一參加不了呢？再說，難道你就這麼放心「占」胡塗醫的「便宜」？

◆陰陽互根、禍福相依，一切看發心

太上深知人性的弱點，他老人家不無幽默地反問：「孰知其極？」──誰知道禍福的界線，其極點何在呢？

「其無正！」──其實也沒有一個「正點」──一個明確的分界線或極點。天地萬物就是這樣陰陽互根、禍福相依。這種轉化，或正或奇，或善或不善，其實並沒有一定的界線。好比把正在濫殺無辜的恐怖分子殺了，這是正是奇，是善是妖呢？殺人本來是「妖」是「奇」是不正不好的。但是殺了一個壞人救了許多人，這怎麼算呢？所以只能說「其無正」。

好事有時可以變壞事，壞事也可能變好事，一切看發心！所以存好心、說好話、做好事是多麼重要啊！這就是「正復為奇，善復

為妖」。可惜我們凡夫「人之迷，其日固久」，癡迷得太久太久了！我們總癡迷於各種執著各種極端各種不安分之中。

所以聖人處事端方正直，卻沒有稜角可以傷人。是為「是以聖人方而不割」。清正廉明卻不會因其高潔而削別人面子。這就是「廉而不劌」。正直厚道，說話公是公非，因而不會讓人覺得太過直接太過放肆，這就是「直而不肆」。哪怕光彩照人，也不露鋒芒，不會瞎曬朋友圈亮瞎微信圈的眼。這就是「光而不耀」。

這一章，正是呼應了上上一篇的「和光同塵」！

子時到了，睡覺去。

求道解惑 Q&A

Charlie：

請教先生，好心壞心的簡單判斷標準是什麼？我個人理解出發點利公利他利眾的就是好心，如果發心是好的，會不會也存在好心做壞事的情況？還是因為一切由心造，發心好事不會壞到哪裡去？

胡塗醫：

要「悲智雙運」，既要看慈悲心、發心，又要有智慧，不能盲目。若還不夠智慧不懂把握的時候，最靠譜的就是看看祖師大德怎麼做，跟著學就不怕走歪路。我常常問自己，換是老子與六祖大師，會怎麼做？

長生久視

　　前面老子說悟道的聖人明白萬事萬物發展變化的規律，所以他們雖然端方正直，卻不會有稜角傷人。他們清正廉明卻不會因其高潔而削別人面子。直來直去、公是公非卻不會讓人覺得他們太過直接太過放肆。因為聖人們懂得了要「知其雄，守其雌……知其榮，守其辱」，懂得「和其光，同其塵」。老子在五十九章接著說：

　　「治人事天，莫若嗇。夫唯嗇，是謂早服；早服謂之重積德；重積德，則無不克。無不克，則莫知其極。莫知其極，可以有國，有國之母，可以長久。是謂深根固柢，長生久視之道。」

◆順天應人，才是長生久視之道

一個人若懂得知榮守辱，和光同塵，那就是順應天道了。順天應人，才是長生久視之道。治身與治國，其實是一個道理，你因天之序，合道而行，有健康的因就有健康的果，自然可以獲得健康。

放手讓老百姓去從事生產勞動，改革開放，國力自然就會強盛。當然，這裡面拿捏的分寸，「孰知其極」，非明至道者不可察知。那如何把握呢？

「治人事天，莫若嗇」，統治民眾也好，侍奉上天也好，這其實都是有為之法。老子也不完全反對，但是他老人家認為還不如去種地。在當年的農耕時代，種地才是最應該做的、最自然的、最合天道的。這就是「治人事天，莫若嗇」。

這句話千百年來被各家注解得面目全非，特別是近現代的注家、儒家的學者們本著勤儉節約的理念把這個「莫若嗇」的「嗇」注解為「吝嗇」。這當然也說得通，但是先秦時代的「嗇」通「穡」，意思是收割穀物，泛指耕作。《漢書‧成帝紀》說：「服田力嗇。」意思就是努力從事農業生產。

當然，「嗇」是收割穀物，有收成、收斂的意思。古人珍惜糧

食，大家都會節儉著用，所以「嗇」字慢慢有了節約、節儉的意思，乃至於後來發展出了吝嗇的意思。所以說把「嗇」注解為吝嗇不太對，注解為節約、收斂還好些。當然，這些留給文字學家、古代漢語專家們去訓詁吧。

　　胡塗醫這裡想說的是，老君的本意是說人為地去「治人」、去「事天」，都是有為法，不如老老實實去耕種，才是自然而然應該做的事。好比以前說「當官不為民做主，不如回家種紅薯」。故曰：「治人事天，莫若嗇」。

　　老君可能也是知道後代會亂注一氣，乾脆進一步說：「夫唯嗇，是謂早服」。說去種地耕耘，這是早就應該去「服田力」，去努力從事的活兒。

　　好比修道養生，你不早早努力在心地上下功夫，談何心開脈解呢！這裡的「服」字，是「用」——用功、努力、從事的意思。

◆修道猶如深耕，累積自己的福德資糧

　　「早服謂之重積德」，早早開始努力耕耘，早早開始用功，這

就是在大大地積累福德資糧。好比練功修道，你不在青壯年時期打下堅實的基礎做好築基，哪能走得多遠呢。雖然老子提倡「上德不德」，但是他老人家也鼓勵人們要及早積德、重積德。德，其實相當於大道的投影、大道的特性。你早早開始耕耘、積累，也能慢慢合於至道。

「重積德，則無不克」，早早懂得開始大量積累福德資糧的人，才可以全天地之德。厚積深耕天地之全德，雖不治人而人得大治，雖不事天而天得大事，而且更能攻無不克，德全不危，順利到達彼岸。如果一個民族能做到如此，豈有不傲立世界民族之林的道理呢！

「無不克，則莫知其極」，因為德全不危，重積福德，所以無所不克。大道似水，任何擋路的岩石、石頭終會被它沖圓、沖小乃至於吞沒，其勢不可當。

因為攻無不克來自於重積德，個中三昧太過微妙，微妙得無法描述其限量、極限。畢竟無所不克的狀態，真正吻合了大道無窮無盡的無邊狀態。

大道之渾然性體，視之不可見，聽之不可聞，其大無外，其小無內。這正是「莫知其極」。在這個不可得而親，不可得而疏的

「莫知其極」虛無中，卻可以化生出「有」的國土、「有」的世界來。故曰：「莫知其極，可以有國」。

這個化生出來的「有」，在《老子》第一章中說，「有名萬物之母」。所以「有國」，就是萬物之母的「有」的國土、世界、境界。這就是「有國之母」。

若能從虛無大道中窺見這個「有」的國土，就可以把握生死了。故曰：「有國之母，可以長久」。

好比一個國家，如果統治者不去「治人事天」，而是與民眾一起勤奮勞作，早早搶在別的國家之前，服田力嗇，這樣的國家就是在積功累德，國力就會強盛。

這樣發展下去，很快就能做到攻無不克，四海來朝，實現偉大復興，其國家前途就不可限量。能這樣治國，才是人民之福。這樣不治而治，其國家反而更加前途無量，可以此長期執政。

同理，修道養生，不必搞啥「治人事天」，瞻星禮斗，而應該腳踏實地，在自己心地上下功夫。但勤耕耘，不問收穫，積功累德，才有望身心解脫，窺見大道。這才是「深根固柢，長生久視之道」。

醫道兩家祕傳的金丹大道的功夫，就是煉的「深根固柢，長生

久視之道」。

　　當然，修道這個事情，不可以有太多伎倆，越簡單越好。開始得越早越好，年齡越小雜念越少，「所知障」也越輕，進步會越快。有緣聽聞大道的，都應該珍惜時間，抓住機會。「不求大道出迷途，縱負賢才豈丈夫」。

　　子時到了，睡覺去。

不傷火候

　　與其說老子提倡身國同治，不如說治身、治民、治國、治一切都是同一個真理。真理只有一個，身就是國，國就是身，背後的「老闆」都是同一個。世間萬象，其背後的主宰都是同一個「東西」——說它是大道也好，說它是上帝也罷，說它是真如，是自性亦無不可。

◆世間萬象，出自同源

　　世間萬象，彷彿眾多電視螢幕上顯示的畫面，看上去在演播不同的節目，這些節目可能來自不同的電視臺或不同的頻道，但是在

完成這個工作的都是天上的衛星和地上的電視臺。當然，如果沒電了，那啥也播放不了。當然，衛星、電視臺、電頻的背後還有個主宰——人。

世間萬象的總主宰總導演就是老子所說的大道。大道彷彿一個最完整、最高級的全方位、全時段的投影源，無論投射在哪個層面、哪個領域都了了分明。只是因為我們凡夫所在的維層不夠、「段位」不夠，所以無法理解高維層的境界而已。

好比螞蟻的世界只有二維，牠們從繩子的一端爬到另一端，要歷盡千辛萬苦。而對於三維空間的人類來說，只需要輕輕把繩子兩端連起來，一下子就可以讓螞蟻爬過去。

我小時候常常趴在地上觀察螞蟻，看牠們千辛萬苦往蟻穴裡搬一顆飯粒，好不容易搬進去，一有點兒雨水下來，飯粒還是飯粒，螞蟻常常就被雨水沖走了。看完為牠們無比悲哀……

螞蟻無法理解三維空間的我們，我們普通人也很難理解更高維層的生命境界。在我們的分別意識裡，身是身，國是國，色是色，空是空。在我們三維空間裡，在牛頓的經典物理世界裡，光作直線運動，時間一去不復返。一分是一分，一秒是一秒，分秒不差，一成不變。

可是在愛因斯坦的世界裡，當速度無限接近於光速時，時間會變慢。時間不再是恆定不變的，而是可變的「變數」。假如速度超過光速呢？時間這個世間最公正的判官就徹底地無關緊要了。

過去、現在、未來可以都在同一點上「同時」存在。在那裡，「過去心不可得，現在心不可得，未來心不可得」。在那裡，「色不異空，空不異色。色即是空，空即是色」。

老子在上一章所講的「長生久視」，在我們看來，「長生」基本不可能嘛，沒見過誰長生不老嘛！

或許，在明道的人看來，每一個瞬間都是永恆，每一個當下都是「長生」！

《老子》第二章就說「長短相較」，長短都是因為我們的分別心在起作用而已。在悟道的世界裡，哪來啥長短美醜高低呢！

◆治國若烹，把控火候為至要

老子接著在《道德經》第六十章裡說：

「治大國，若烹小鮮。以道蒞天下，其鬼不神；非其鬼不神，其神不傷人；非其神不傷人，聖人亦不傷人。夫兩不相傷，故德交歸焉。」

治大國，當然是難事。像咱們中國這麼大的一個十幾億人口的國家，要治好談何容易呢！社會上很多「憤青」在罵這罵那，彷彿各級政府就是不如他們。

如果真讓這些憤青去治理，別說治國，治一個小村子他們都未必行。而在老子看來，大國與小鮮等無差別。修大道與喝老茶亦無區別呀！

所以說「治大國，若烹小鮮」，治大國，本來就是烹小鮮嘛！可是這句話，千百年來被注解得傲慢無比，很多注家都說治大國就像煮小魚小蝦那麼容易。

胡塗醫相信老子的意思是說，治大國與烹小鮮沒啥不一樣，都得小心翼翼注意火候，其背後的道理都一樣。煮大魚大肉可能還可以用猛火，煮小魚，卻得用文火慢慢「烹」。火候、油、翻轉的力度等把握不好，小魚就很難完美出鍋。

治大國，更要注意火候，不能隨便煽動民族情緒加油添醋，不

能輕易掀開矛盾開啟戰端。每當中國與周邊國家有爭端的時候，憤青們總要罵政府軟弱，網上常常可以聽到一片喊打喊殺的聲音。中華民族好不容易重新抬起頭來，此時更需要「烹小鮮」的耐性。

我們才用了幾十年的和平時間來發展經濟就這個水準了，再給中華民族三、五十年的和平發展時間，那時候天下姓「中」還是姓「美」，不用想都知道吧！老子借用「治大國」來說明「修大道」要如烹小魚一樣注意把握好火候。現在社會上，各種「丹道」的專家、大師輩出。很多吃「金丹大道」這碗飯的專家學者，不客氣地說，他們許多人連丹道的門也沒摸著——卻敢以專家自居！

最近幾年有位中國頂級學府的宗教研究人員更是聲稱其已經與各派祖師「接心」了，不需拜師也已深懂丹道，甚至要出來開宗立派了。這真是無知者無畏！

尊敬各家各派祖師，以他們為師，向祖師們學習，當然是對的。可是若沒有得到傳承，卻要說自己已經與祖師們接心了，這也太狂妄無知了！這位專家在他的著作裡反反覆覆嘗試著解釋丹道的修煉要素，他因為沒有得到啥傳承，憑著自己的聰明才智，推理了很多。

古人說「饒君聰慧過顏閔，不遇真師莫強猜」！胡塗醫在這裡

公開一下千古祕傳，丹道的要素只有三點：藥物、火候和玄關。此三點，火候最關鍵！自古聖人傳功不傳火。拜師多年都不見得能學到，何況你關起門來做學術研究呢！「治大國，若烹小鮮」，修金丹大道，亦「若烹小鮮」，火候是關鍵！

煉功修道，只要火候把握得好，則至道無艱。火候把握得好，就不可能「走火入魔」，一切妖魔鬼怪奈你何！就如大道親自蒞臨天下般，亦如聖人蒞臨，以道治國一般，一切奸妄不正皆無法興起。這就是「以道蒞天下，其鬼不神」。

◆聖人以身證道，與天地萬物為一體

當然，再怎麼賢明的聖君治天下，人性還是人性，總是有人會出來瞎折騰。就像再怎麼高明的人修道，總是會遇到各種各樣的境界、各種各樣的干擾。再怎麼偉大的聖人，門下也會有不肖子弟。

只是若能遵循大道清靜、虛無之德蒞臨天下，人也好，鬼也罷，好好先生也好，頑劣之徒也罷，都不敢隨便瞎來，隨便出來傷害人。這也是「陸行不遇兕虎，入軍不被甲兵……蜂蠆虺蛇不螫，

猛獸不據，攫鳥不搏」的道理。

修道到了一定時候總會有「副產品」——神通、超能力出現，如果不懂得把握火候，就會沉迷在神神叨叨的境界裡出不來，那就真是走火入魔了。所以把握火候是關鍵！

當然，人有多種。若真有鬼，也該有多種吧。並不是說你有道了，壞人小鬼就不會瞎來，只是他們知道瞎來也沒啥好結局，就不出來勞心勞神傷你了。這就是「非其鬼不神，其神不傷人」。

老子接著說，也不是他們就沒有了興風作浪的本領或傷人的神通，而是因為聖人以身證道，與天地萬物為一體，是一非二。對天地萬物生起了無緣大慈，同體大悲之心。

聖人有了慈悲，自然沒有敵人，有了智慧，自然沒了煩惱。哪能去傷人呢？聖人沒有傷人之心，壞人小鬼哪怕再壞再有神通，也會被攝受而不傷人。故曰：「非其神不傷人，聖人亦不傷人」。

這一切，皆是因為聖人的火候把握得好，才能「志同道合」，出現「兩不相傷」的道同德合。這就是所謂「夫兩不相傷，故德交歸焉」。老子這一章，其實是丹道火候的大祕密所在。

子時到了，睡覺去了。

下流為上

　　丹道的火候問題，為千古之至祕。畢竟「至人傳功不傳火，從來火候少人知」。但是祖師們在很多地方都通過各種隱喻、譬喻暗示了。火候的把握，沒有完整的傳承是不可能知道的，畢竟像老子和釋尊這種劃時代的人物人類歷史上也就兩人。

　　但是若能「以道蒞天下」，一切以大道為指歸，卻又是如此容易。只要「觀天之道，執天之行」，人也好，鬼也罷，智也好，愚也罷，正直也好，奸妄也罷，在大道聖德的感化之下，「感應道交」，德互交歸，互不相傷。身國得治，宇宙就在一掌間！

　　太上在《道德經》第六十一章接著說：

　　「大國者下流。天下之交，天下之牝。牝常以靜勝牡，以靜為

下。故大國以下小國，則取小國；小國以下大國，則取大國。故或下以取，或下而取。大國不過欲兼畜人，小國不過欲入事人。夫兩者各得其所欲，大者宜為下。」

◆處下寬容，為載負萬物之厚德

修大道，猶如治大國。要謙虛謹慎，處柔處下，從善如流。故曰：「大國者下流」。修大道亦復如是！把自己的位置放低，才能容納千川百流。

胡塗醫偶爾也會遇到功夫界來測試一下我的「功夫」，我常常以學習的態度，低位進入，向他們學習，所以無論他們如何折騰，我總微笑著喝茶。一些人自恃「有」功夫，一起喝個茶，偏偏要發發功來測試我的功力。

我但「以道蒞天下」，處柔處低，以「無」功夫對之，只管喝我的茶。反而讓這些老師們無從下手。

你「有」我「無」，你能往哪裡攻擊我呢！這就是「以道蒞天下，其鬼不神」！小時候在我們鄉下，很多跳大神的，他們啥神通

在我面前都使不出來。所以有時候他們反而以為胡塗醫本事很大，哈哈。胡塗醫哪裡有啥本事，只是效法大道「下流」而已。下流這個詞本來是效法大道的一種修養，現在卻成了罵人的話。

修道能處下，宇宙能量自然往你身上聚。大國能謙下，自然天下來朝。「下流」，就是處下，寬容，禮讓，如此才有載負萬物的厚德。大國能放下姿態來，天下自然來朝。

天下來朝的道理，也不外乎陰陽相平衡的道理而已。若說大國是陽，小國則為陰。以大國之陽，招攝小國之陰，陰陽相交，陰陽平衡，天下乃治。

天下大小國家，若都能以牝之柔弱、謙下之道交往，則是世界人民之福。故曰：「天下之交，天下之牝」。在傳統的陰陽學說裡，陽主動，主強，主大。在陽不自恃陽，在強不自恃強，大國不自恃而謙下，這才暗合天地陰陽相交的大道之理！

◆大國不自恃，小國不強爭

我們知道，傳統的陰陽學說認為，陽性為動，陰性為靜。牝為

陰，牡為陽。陰性之牝，常能以清靜、包容制勝於強壯、躁動的陽性之牡。為什麼能做到以陰制勝於陽呢？不就是因為懂得效法大道的清靜、謙下嘛！所以老君說：「牝常以靜勝牡，以靜為下」。

所以大國若能以這種不自恃強大的謙下姿態對待小國，反而會得到小國的擁戴。不必喊打喊殺，也能使天下小國賓服。故說：「故大國以下小國，則取小國」。

「小國以下大國，則取大國」，若小國也懂得以這種方式對待大國，則會取得大國的信任和幫助。好比瑞士這麼小的國家，由於能夠保持中立，在各大國間不爭無為，謙下調柔，各大國家反而很給瑞士面子。舉凡世界上有解決不了的紛爭，大家都願意到瑞士日內瓦來謀求和平方案。

「故或下以取，或下而取」，所以天下的事兒，大國能謙下，取得小國的擁戴，這是吻合天道的妙用。或者小國能以謙下歸順大國，取得大國的信任與支持。說到底，都是互相效法大道不爭、處下、清靜之功啊！

「大國不過欲兼畜人，小國不過欲入事人」，大國嘛，也沒啥。只不過是要小國賓服，以免邊境不安，人畜不安。小國嘛，也沒啥，不過想要大國不給自己添麻煩，別被大國吞併。只要能跟著

大國混，能加入大國的朋友圈、發展騰飛期，能服侍好大國的「戰略利益」，小國人民的日子也就好過了嘛。

「夫兩者各得其所欲，大者宜為下」，說到底，天下國家，不論大小，其實都是為了自己的人民過好日子。如果大小國家都能效法「天下之牝」——清靜、柔和、處下，世界就太平了！

當然，大國用強容易，示弱難。如果大國懂得安撫小國，視天下為一家，這世界就會很美好了。所以老子特別提醒說，「大者宜為下」！大國比小國更應該懂得處下、謙下才好。畢竟小國要處上也處不來啊。

以上，老君彷彿講的是大小國家治國的道理。其實也是揭示練功修道的理法。大國好比一個先天優勢明顯的人，或者童貞未破的處子身。小國好比先天不足的困難群眾，或者已經破漏不堪的中年油膩猥瑣男。怎麼才能修好道呢？清靜、謙下、開放心胸。除此，別無聖法！

子時到了，睡覺去。

第五篇

大道無為，化繁為簡

信言不美，美言不信。善者不辯，辯者不善。知者不博，博者不知。

聖人不積，既以為人己愈有，既以與人己愈多。

天之道，利而不害；聖人之道，為而不爭。

不如此道

　　大國下小國，小國下大國，就能各得其所欲，天下太平。說到底，都是清靜、謙下、開放心胸，互相尊重。這樣的「火候」拿捏好了，世界自然和諧。這就是效法大道的妙用。

　　太上在《道德經》第六十二章接著說：

　　「道者，萬物之奧。善人之寶，不善人之所保。美言可以市，尊行可以加人。人之不善，何棄之有？故立天子，置三公。雖有拱璧以先駟馬，不如坐進此道。古之所以貴此道者何？不曰求以得，有罪以免邪。故為天下貴。」

◆善人與不善人皆有緣求道

　　大道的妙用，無窮無盡。其大無外，其小無內，視之不可見，聽之不可聞。天地萬物，均在道中。道亦在天地萬物之中。所以大道的的確確蘊含著萬物之奧祕。故曰：「道者，萬物之奧」。

　　若有善於效法大道之人，深入參悟大道之理，效法大道之妙用，這樣的有道之士，大道就是他們的無上法寶，故曰：「善人之寶」。哪怕是不合於大道的普通人、「不善人」，乃至各種壞人，由於各自業力的牽引，與大道「背道而馳」。

　　若他們偶爾心中還知道有個大道在，則亦可能福至心靈，生起悔改、慚愧心。這樣也能祈求獲得大道的保護、庇護。

　　好比有信仰的人，再怎麼壞，可能都有個底線，終究會有懺悔、慚愧、感恩之心。善人，天生懂得以道為寶，抑或經後天教育而懂得以道為寶，會自覺不自覺效法於大道。

　　不善人，也未必是壞人，他們多半只是少了親近大道的福德因緣而已。大道可以像他們的保險公司一樣，一旦投保，終會理賠，一旦求道，終究會有所得有所保障。這就是：「不善人之所保」。

◆出善言，尊天道而行

「美言可以市」，美言，往往可以被用來「市」——做交易、做賣錢、有市場。在很多電影裡，我們都能看到一些人為了追求「進步」，託人向上級領導多多「美言幾句」。當然，若是口出妙善之言，多說好話，常用讚美代替責難，用鼓勵代替批評，當然也是好的。

《周易》就講「君子居其室，出其言善」。美言，若是善言，則會為大眾認可。美言，若非善言，假情假意的言語聽上去再美，也不會有真正的價值。老君在《道德經》的末尾還說「信言不美，美言不信」。對於修行來說，美言鼓勵別人可以，但是不要太相信美言。美言不如「無言」。

善人會「觀天之道，執天之行」，遵循天道而行。這樣行事，就是美行，就是「尊行」。能這樣行事，當然也能獲得大眾的尊敬，更能讓內心坦蕩，契合大道之清靜無為，對自己、對他人的修行都是一種加持。故曰：「尊行可以加人」。

◆求大道，出迷途

若能二六時中，自然而然出其言善，出其行尊，則舉目所視，皆是我普渡之人，能渡之列。哪怕人群中有不善之人，又何必在意他們，何必嫌棄他們呢？這就是「人之不善，何棄之有？」

「故立天子，置三公。雖有拱璧以先駟馬。不如坐進此道」，所以在古代，哪怕是被人推上了王座，或被任命為三公——太師、太傅、太保之類的王公大臣；哪怕懷揣拱璧美玉，出入乘坐著土豪馬車，還有僕人員警開道先行。

這些看上去都無比尊貴，如此鴻福，也「不如坐進此道」！在老君看來，哪怕靜坐一須臾，修道進德一刻鐘，安住此道中，遠比天子三公來得尊貴。

坐而進道，安住大道，如此善行、尊行，向內求，遠比帝王將相通過追求外在的美玉和駟馬來得更加尊貴。

「古之所以貴此道者何？不曰求以得，有罪以免邪。故為天下貴。」上古時期的人為什麼都能夠以此道為尊為貴呢？不就是因為有心求道就可以得道，明道之後哪怕是之前造下的罪孽也可以帶業往生或免遭輪回之苦嗎？所以才說「求大道，出迷途」才是最稀有

最寶貴的啊！

「有罪以免」，並不是沒有了因果，因果律是大道的規律，不會因為人得道了就不受因果規律制約。而是因為明道、得道之後，合於天道，會自覺地將功補過。

明道之後廣積福德，原來的罪報也會因為功德力而有所轉化與減輕。這個道理與佛門所說的「罪從心起將心懺，心若滅時罪亦亡。心亡罪滅兩俱空，是則名為真懺悔」的道理相同，並不是說就沒有因果律了！

子時到了，睡覺去。

無為無事

　　道之尊，德之貴，遠勝天子三公。因為大道並非遙不可及，而是「求以得」，可求、可修、可得的。而且悟道得道之後，可以「有罪以免」，這是多麼值得追求啊！──「有罪以免」並不是說因果就不存在了，大家回去好好看看前一篇文章〈不如此道〉！修道求道，說難也難，說易也易。具體該怎麼求道修道呢？

　　太上在《道德經》第六十三章裡接著說：

　　「為無為，事無事，味無味。大小多少，報怨以德。圖難於其易，為大於其細；天下難事，必作於易；天下大事，必作於細。是以聖人終不為大，故能成其大。夫輕諾必寡信，多易必多難。是以聖人猶難之，故終無難矣。」

◆修道求道，無為最上

「為無為」，要「為」的就是「無為」！修道求道，無為最上！

關於「無為」，本已不必解釋。突然想起佛門裡一則著名的公案，錄於此，看大夥兒有沒一悟？

唐順宗李誦一次問白居易的皈依師父佛光如滿禪師，佛從哪裡來？佛涅槃後又去了哪兒？佛既然講常住，佛現在又在哪兒？ ❶

佛光如滿禪師回答他說，佛從無為來，又向無為去。佛陀的法身與虛空合一，常住，是因為無心，所以佛陀住在無心處。有念歸入無念，有住歸入無住。佛陀來人間是為眾生而來，佛陀入涅槃也是為眾生而入涅槃。聰明如皇上您，不該有這樣的疑問啊！ ❷

佛光如滿禪師用「無為」來解釋佛陀的來去，順宗皇帝亦非泛泛之輩，追問佛光如滿禪師說，佛陀不是出生在釋迦族的王宮嗎？他「死」（涅槃）時就在雙林呀。怎麼能說佛陀從無為來，又從無為滅呢？他明明是從王宮來，從雙林滅嘛！佛陀住世說法 49 年，

---

❶「佛從何方來？滅向何方去？既言常住世，佛今在何處？」

❷「佛從無為來，滅向無為去。法身等虛空，常住無心處。有念歸無念，有住歸無住。來為眾生來，去為眾生去。清淨真如海，湛然體常住。智者善思惟，更勿生疑慮！」

卻又說佛無說法。這不是自打嘴巴嗎？你看山河湖海，天地日月，時間到了終究也會滅亡，誰說世間無生滅呢？誰說佛陀無生滅呢？這些疑問，禪師倒是給我說說吧！❸

　　佛光如滿禪師回答說，佛體本來就無為呀，只是我們迷情的凡夫妄加分別而已。佛陀的法身與虛空合一，虛空沒有生滅，佛陀的法身也就沒有生滅。有佛緣，佛陀就在世間，無佛緣，佛陀就見不到。福德因緣具足者，能碰到佛陀住世，福德因緣薄弱者，出生時佛陀早已涅槃。

　　其實佛陀的法身如虛空，若有佛緣有智慧，佛陀處處都在，好比虛空無處不在。佛陀在在處處，無所不在，一直在度化著眾生呢，就像千江有水千江月，無處不在，普照八方。

　　佛陀的法身，非常非斷，非生非滅。就這麼說吧，佛陀生亦未曾生，滅也未曾滅。若我們凡夫還沒發「了見無心無為之妙」，用言語自然無法說清楚。❹

---

❸「佛向王宮生，滅向雙林滅，住世四十九，又言無法說；山河及大海，天地及日月，時至皆歸盡，誰言不生滅？疑情猶若斯，智者善分別。」

❹「佛體本無為，迷情妄分別。法身等虛空，未曾有生滅。有緣佛出世，無緣佛入滅。處處化眾生，猶如水中月。非常亦非斷，非生亦非滅。生亦未曾生，滅亦未曾滅。了見無心處，自然無法說。」

◆覺悟者境界：味無味，事無事，為無為

哪怕尊貴如帝王，因為「有心」，看到的就是「有」的世界，自然有生有滅。悟道了的禪師，因為「無心」，看到的就是「無」的世界，自然無生無滅。有的世界，用佛法來說，那是佛陀的應身。無的世界，才是佛陀的法身。無心才是禪心，無才是道。所以老子說：「道常無為」。

無為，是大道的一大體性、特徵。修道，要做的是效法大道的無為，這就是「為無為」。

修道的下手處，就是要從事無事的事兒。說起來有點兒繞，但「事無事」就是最高級、最簡單的修道下手功夫。

當年李老曾經跟我講過，八仙之首的李鐵拐練功，就是整天一條腿站著，練習一個極其高級的功法——獨立守神。

我笑問李老，獨立守神我也會呀，我只練矮了，沒練拐了。他怎麼那麼先進？一練就練拐了呢？李老說，鐵拐李的練法最先進，是老君親自教他的三個字：「事無事」。

「事無事」，就是不想事。這真是高級無比的先進功法！

無為之為，無事之事，天下罕有見此者。一如大道的無為無

事，天下少有人見到。太上在前面提到「無為，而無不為」，修道若能無為，就可以身心徹底解放，「無不為」。如王陽明先生修道的山洞對聯所說：「三載棲遲，洞古山深含至樂。一宵覺悟，文經武緯是全才」——無為之後就可以無不為。我們普通人因為不懂秉著大道自然無為來體味宇宙人生，所以總貪「有」，造作妄為。無法體味「無」之「味」，殊為可惜。

著名藝術家李叔同先生出家後，號弘一，生活十分簡樸。有一次他的學生夏丏尊去拜見老師弘一大師，見弘一大師正在吃一碗黑乎乎的鹹菜，夏丏尊先生心疼地問弘一大師，難道不會覺得太鹹了嗎？

大師輕輕說了一句：「鹹有鹹的味道！」接著倒了一碗白開水就喝。夏丏尊問大師沒有茶葉嗎？這樣天天喝白開水不覺得太淡嗎？大師又是輕輕說一句：「淡有淡的味道！」

弘一大師，鹹淡皆有味，這就是禪味！這就是「味無味」！胡塗醫寫的詩集《等一朵蓮開．天涯》中的那句「鹹有鹹的味道，淡有淡的味道」就是出典於此，這種「味無味」的覺悟者的境界讓人神往啊！

若能體味無為、無事、無味的世界，那麼不管大事小事多味少

味、好事壞事、親事怨事,均能以大道的無為之德以對。大由小起,多從少來,多大的冤,多少的怨,其實都是「因緣」而已,均以無為無事之大道上德對待就好。這就是「大小多少,報怨以德」。

能時時提醒自己這樣待人處事,就是在修大道了。人我一如,怨親平等,大家都「為無為,事無事」,當下便是極樂,何必往生西方呢!

◆萬物平地起,修大道從積善積德開始

當然,這對我們普通人來說很難。怎麼辦呢?「圖難於其易,為大於其細」,先從容易做的做起,先從小事做起吧。

體證虛無大道如果太難,那就從折騰自己的身體開始,從自己細微的思想行為修正做起。畢竟,「天下難事,必作於易;天下大事,必作於細」。

天下的所謂難事大事,說白了就是從無數個相對容易做的易事小事做起來的。好比修建青藏公路這件大事難事,就是諸多不知名

的工人、解放軍將士們，沒日沒夜地從一塊塊的石頭一袋一袋的水泥沙土做起。

同理，要修大道，也得從細微的心地上下功夫，積善積德，謙恭謙和，久久用功，自然有豁然開朗的一天。

因為深明這些道理，歷史上悟道了的聖人，始終把自己放空，不以自己為大，反而能成其大。不以自己修大道有啥了不起，反而成就大道。故曰：「是以聖人終不為大，故能成其大」。

這個道理就像我們在生活中常見的，輕易地誇下海口許山諾海的人，肩膀拍得山響，這類人往往吹大牛可以，兌現自己的諾言就難了。

而行事不觀前顧後衡量輕重，把天下事看得太容易了，不懂得積蓄力量，留到最後攻克難關，把精力耗在太多簡單易做的事兒上，未來遇到難事就力不從心，先享了輕易的福，以後少不了多一些劫難的事兒。太上這句「夫輕諾必寡信，多易必多難」，真是看穿了人心啊！

「是以聖人猶難之，故終無難矣」，正因為深明人性的弱點，聖人才常常「知其白，守其黑」，知易守難，把看上去容易的事兒當大事、難事來準備來處理，當然終無難處了。

429

　　好比生活中，給人歡喜，給人方便，看似是小事、易事，若不能把這當成難事、大事，當成「猶難之」的人生功課來做，遇到一個不順心就會做不下去。

　　同樣，把看似簡單的給人信心給人希望，當成一件難事、大事來做，時時不忘初心，砥礪行之，那麼和諧社會、人性的偉大復興也就「終無難矣」了。

求道解惑 Q&A

Ared：

請教先生，鐵拐李老神仙的「事無事」的金雞獨立的練功方法，是不是就是習練一隻腿站著，啥也不想？

胡塗醫：

據李老跟我說，是這樣。

如華學中醫：

準備把「不想事」寫成大大的字貼在牆上，時時提醒。

胡塗醫：

結果抬頭一看，還在想著「不想事」這回事。

無為無執

　　上一篇文章胡塗醫提到，「無為，是大道的一大體性、特徵。修道，要做的是效法大道的無為。」太上在《道德經》裡反覆強調「無為」之妙。在《道德經》第六十四章裡，太上接著說：

　　「其安易持，其未兆易謀。其脆易泮，其微易散。為之於未有，治之於未亂。合抱之木生於毫末；九層之臺起於累土；千里之行始於足下。為者敗之，執者失之。是以聖人無為故無敗，無執故無失。民之從事，常於幾成而敗之。慎終如始則無敗事。是以聖人欲不欲，不貴難得之貨；學不學，復眾人之所過，以輔萬物之自然，而不敢為。」

◆澄心息慮，大道即在當下

這些話咱們中國人幾乎都耳熟能詳。內心安寧，面對一切境界時就容易把持得住。好比社會形勢安定的時候，國家就容易治理、操持。在心念未起，雜念未生，外緣未擾之時，澄心息慮，就容易保持神氣相抱，精神內守，那時大道就在當下！

好比社會在還沒有出現動盪的徵兆時，能夠防患於未然，就能比較容易地謀得長治久安。畢竟那時連徵兆都還沒有出來，相對要容易處理。這就是「其安易持，其未兆易謀」——這也是太上在上一章裡說的「圖難於其易」的道理。

天下事物，再紛繁複雜再動盪不安，都發生於「未兆」之時。太上提醒我們後代子孫，要居安思危。

社會安定，國家大治的今天，就要預見到可能有變亂的苗頭，及時謀劃處理才能長治久安。在前念已過，後念未起的「當下」，若懂守住那個清靜明晦，當下就有朗朗乾坤……

修道、謀事、治國，道理都是一樣的。

「其脆易泮，其微易散」。脆的東西容易破裂，微小的東西容易散得滿地都是。有鑑於此，聖人懂得在微小細脆處著手，守護心

地。好比高明的師長父母，懂得在孩子還小的時候就立下規矩，行「不言之教」，讓其無形之中受長輩的人格感召、影響。

好比當下的大規模反腐，如果能讓「反腐永遠在路上」，貪官的心理就會變得脆弱，不許他們搞「團團夥夥」，剝洋蔥式地一層層從外面剪除，大老虎就容易被拉下臺。這樣 5 年、10 年下來，社會風氣就會大有改觀。這就是「其脆易泮，其微易散」的道理。

「為之於未有，治之於未亂」。這是老子「為無為，事無事」的一個延伸說教。在事物還沒有發生之前，就「為之」——做好準備，這樣以後才能「無為」。

悟宇宙虛無大道前，在弄明白「生我之前我是誰」之前，也要「為之」，先把身體折騰好，先積累好福德因緣，在沒有練出功夫前好好用功，不問收穫，只問耕耘。這也是「為之於未有」。

在內心未亂之前，在妄念紛飛之前，先把能亂心、鬧心的事處理掉，處理不掉就先放一放，這樣盤起腿來用功才容易進入狀態。

好比社會在未亂之前，先把亂源給預見到、找出來，這樣就可以防止天下大亂。這就是「治之於未亂」。醫家提倡「治未病」的道理亦在此！在身體未病之前，先好好鍛煉、預防，才能不生病。

◆無為無執，才能不敗、不失

「合抱之木生於毫末；九層之臺起於累土；千里之行始於足下」。這三句不用解釋了，是中國人都懂，大從小來，高從低就，遠從近出。千秋功業，正在當下！聚沙成塔，積少成多，「惠及來生正此時」！這幾句話與《道德經》第六十三章所說的「為大於其細」是一個道理。

「為者敗之，執者失之」。老君再一次點明「為無為，事無事」之奧妙在於不為不執，否則就要敗之、失之！合抱之木，若在小樹苗的時候去揠苗助長就成不了合抱之木。九層之臺，若在打地基的時候急躁完事沒打牢固，高臺就會傾倒。千里之行，若不從現在開始動身出發就永遠也到不了。但是若太執著又不行，你要行一千里路，頭三百里猛跑，後面七百里就不一定有體力了。

有些人練功修道，用力過猛，這也是太有為，反而會失敗。要鬆緊有度，勞逸結合才能成功。好比烹飪，開猛火容易燒糊，小火又太漫長，「火候」就在不為不執上呀！

「是以聖人無為故無敗，無執故無失」。聖人修道、謀事、治國都懂得做到無為無執，所以才能不敗、不失。畢竟宇宙大道，

435

「變易」是隨時隨地都在發生的，「無執」，就是不墨守成規認死理，而是懂得隨順因緣變化，隨方就圓。所以聖人才能夠做到無敗無失。

而普通老百姓則不同，常常在快要成功的時候，由於忘記要無為無執而最終失敗。故曰：「民之從事，常於幾成而敗之」。

很多人練功修道，往往就差那麼一點點火候，就沒法突破。好比做飯，本來火候「剛剛好」就好，快要出鍋時沒有拿捏好火候，照樣做不出好飯菜來。

再如，本來白菜就應該有白菜的味道，豆腐就應該有豆腐的味道才對，人們偏偏喜歡加入各種各樣的調料，口味是重了，味道卻不是白菜豆腐原來該有的味道，那樣的吃法哪有健康可言呢！

「民之從事，長於幾成而敗之」，失敗的原因多種多樣，但總的來說不外這兩個：太有為、太執著。不是太花哨或太不用心，就是太不當回事或太緊張。

◆慎終如始，順乎萬物

「慎終如始則無敗事」，能夠不忘初心，像開始發心那個當下

一樣清靜、謹慎、用真心，則無敗事。練功不成功，也是因為沒有「慎終如始」，當年在新浪開博客的時候，一開始嚷嚷要拜胡塗醫為師的人大有人在，後來一聽到啥風吹草動就放棄的也是這些人。這樣的人哪有機會得啥真傳呢！

「是以聖人欲不欲，不貴難得之貨」。凡夫所喜聞樂見的功名利祿是是非非五音五味皆非聖人之所欲。聖人最大的「欲望」就是「不欲」──不去貪戀這些欲望。凡夫所珍視、視為寶貝的難得之貨，聖人偏偏不以之為貴為重。聖人「尊道而貴德」，再難得的稀罕之物，也無法讓他們動心。聖人深知「不貴難得之貨，使民不為盜」之理嘛。

聖人除了「欲不欲」──不以世俗之欲樂為欲，還「學不學」──學的就是「不學」。啥叫「不學」呢？不學就是太上在《道德經》第二十章裡所說的「絕學」。

絕學又是啥呢？「絕學」與「不學」都不是說不要去學習任何東西了，而是不執著於任何學問。所以聖人所要學的，就是不執於任何學問而任何學問皆冰釋！❺

說到底，世人所不願意學的東西，還是「為無為，事無事，味

---

❺ 請參閱第二篇〈絕學無憂〉，P.154。

無味」，只有這樣無為無執，才可以絕學無憂。

「復眾人之所過」，聖人追求的是「復」——回歸！找回眾人的有執、有為得過了頭的那個清靜無為，不欲不學的虛無自然之境。

「以輔萬物之自然，而不敢為」。若要輔助、順乎萬物的自然生息，就不敢有任何有為有執的故意造作和強為妄作！

在這一章裡，老君一再叮嚀修道、謀事、治國都要符合自然規律，不執著，不妄為，從小處做起，慎終如始，持之以恆，靈活變通，把握時機，防範於未然，才可以取得最後的成功。

孰賊孰福

在《道德經》第六十五章裡，太上接著說：

「古之善為道者，非以明民，將以愚之。民之難治，以其智多。故以智治國國之賊，不以智治國國之福。知此兩者亦稽式。常知稽式，是謂玄德。玄德深矣，遠矣，與物反矣，然後乃至大順。」

老子在《道德經》第十五章裡說過「古之善為士者，微妙玄通，深不可識」。在這一章裡，他老人家進一步指出，「古之善為道者，非以明民，將以愚之」。善為士者和善為道者，必定是有道的聖者。這樣的人深知大道微妙玄通，物在道中，道在物中，但聽

自然，不執不為方是正道之理。

◆保持惇樸，放下一切所知障

　　道生成萬物，成就萬物，又「殺」了萬物——讓萬物自然地經歷成、住、壞、空的過程。這個「過程」，有條不紊，不必法令滋彰，更無任何教條、名相。

　　《陰符經》說的「天生天殺，道之理也」就是這個道理。聖人參透了這個「道」理，根本智慧自然現前，「文經武緯是全才」！

　　但是普通老百姓不明道，無法參透個中之理，要讓他們明道談何容易！好比大道本來不假修煉而渾然天成，每位眾生均具如來智慧德性，可我們偏偏就不能明道。那怎麼辦呢？

　　「將以愚之」！讓民眾保留憨厚、惇樸就好！放下一切所知障，當下即是！放下一切聰明才智，當下就是！

　　這句「非以明民，將以愚之」，千百年來常被注解成老子提倡「愚民政策」，歷代統治者也喜歡愚民以鞏固其統治地位——儘管幾千年下來，沒有哪個王朝能靠愚民政策永遠統治下去。

其實老子所說的「非以明民，將以愚之」，是說上古的時候，那些「善為道者」，知道不可能因為自己明道、善為道，就可以讓萬民都明道。要度化、教化這些「困難群眾」，還是簡單點兒，教會他們守住憨厚、惇樸就好！

好比練功修道，有太多伎倆反而不好，還是無伎倆，無執無為才好。先秦時代的「愚」字，就是憨厚、樸實的意思。許慎先生在《說文解字》裡說：「愚，憨也。」

「民之難治，以其智多」，這句大白話，也幾乎「坐實」了老君提倡「愚民政策」的政治理念。老子這句話的意思其實是說，上古善為道者，懂得教化民眾「以愚之」，守住憨厚惇樸。

好比明師們教徒弟，培養其憨厚惇樸是根本。放下面子，放下所知障，經得起打罵，經得起磨練，才能成就載道之器。

◆善為道者，不強為、不妄作

在老子所處的春秋戰國時代，諸子百家，很多都在標榜仁義，耍弄世智辯聰。老子看得明白，當時的亂世，正是因為統治階級

「以其智多」才導致「民之難治」。這與「絕聖棄智，民利百倍」的說法一脈相承。

統治者若自以為有世智辯聰，以機智巧詐欺哄於民，人民必定也會上行下效同樣以機智巧詐對付統治者，這樣一來天下哪有大治的可能呢！這就是「民之難治，以其智多」。

「故以智治國國之賊，不以智治國國之福」。所以說統治者若太有為，以機智巧詐治國就是國之賊，不以機智巧詐治國才是國家之福。

為什麼這麼說呢？「古之善為道者，非以明民，將以愚之」──善為道的聖人，以「道」治國，而不以「智」治國！善為道者，知道應該順其自然，內心憨厚惇樸，不強為、不妄作，不會找個火災當藉口清除所謂「低端人口」讓底層民眾流離失所，而是「和其光，同其塵」，含輝韜明，使天下無為、無事！天下無事，天下太平，這才是國之福！

以智為「賊」，不以智為「福」，此兩者，是一把衡量統治者是草包還是賢人的尺規。故曰：「知此兩者亦稽式」。

「常知稽式，是謂玄德」，明道者心中自然有朗朗乾坤、自然有一把尺規。無論是治國安邦還是修道養生，以智為賊，不以

智為福這把尺規，就像數學公式般放之四海而皆準。這才是「玄德」——上德——最上乘的治國安邦養生修道之法式！

這種潤物無聲，不著痕跡的治國法式、法則，高深莫測，如大道的德性一般，無形無相，深遠難知——與有形有相的平常事物的表現完全不一樣。故曰：「玄德深矣，遠矣，與物反矣」。玄德為上德，是大道的性體特徵。

簡單來說，上德不德，不著痕跡，無為自然，生而不有，為而不恃，長而不宰，處厚處實，處柔處低，功成弗居。以如此聖德治天下，就是以道治天下，「然後乃至大順」，才能天下大治啊！

求道解惑 Q&A

寧波老農民：

先生，我又要操點賣白粉的心：

1、非常奇怪，黃帝這樣的明道君主，為什麼只出現過一次，以後沒有再出現過？如果有黃帝這樣的明道之君一直禪讓下去，那中國無疑就是地球村的「中」國。

2、毛主席能否算明道之君？據逢先知先生介紹：這裡有一個書目，是 1959 年 10 月 23 日毛主席外出前指名要帶走的書籍，其中就有《六祖壇經》、《般若波羅蜜多心經》、《法華經》、《大涅槃經》。至少主席的視野已經觸及這一領域。

另外，在修身中如何把握「為以智為賊，不以智為福」這把尺規？

胡塗醫：

歷史不會簡單地重複，但常常會有驚人的相似。黃帝這樣的「人」不再出現，或許就是因為他的使命已經完成，而後來的人們沒有那麼好的福報可以擁有這麼高明的君主了吧，我也不知道呢！

其實尋求一位高明的君主恐怕也不究竟，時代不同了，應該找

一種好的制度。君主不好，制度好，社會照樣可以運轉得好（若制度好，君主也好當然更好），好的制度也可以換了不好的君主。當然，像北朝鮮的金正恩，他是有「制度自信」的，朝鮮就他說了算。

毛主席一生讀書極多，這是眾所周知的。過去的讀書人，鮮有不讀經典的。他老人家讀過佛經，這是正常的。

每個人來人間，都有各自的因緣、使命。會集權、會打仗，不見得就會搞經濟建設。

善下不爭

　　天地之始，萬物大宗師之大道無形無相無聲無色，不假作為，所以道在萬物中而萬物並不知「道」。所以古之善為道者，只教民眾敦厚樸素，不假造作，不玩機智巧詐，畢竟明道不是一件容易的事。只要能夠含素抱樸，終有明道之日。這就是「古之善為道者，非以明民」的真義。事實上，敦厚樸素，也是一種「處下」的智慧。太上在《道德經》第六十六章接著說：

　　「江海所以能為百谷王者，以其善下之，故能為百谷王。是以欲上民，必以言下之；欲先民，必以身後之。是以聖人處上而民不重，處前而民不害，是以天下樂推而不厭。以其不爭，故天下莫能與之爭。」

◆虛懷若谷，謙卑處下

所謂海納百川，大江大海之所以能成其大，就是因為它們能把自己的位置放得最低，故能容納千川百流而成其大。江海所以能成為百谷王，就是因為處低處下，溪谷河流自然往低處流。

練功也是這個道理，與同行交流，要低位進入，謙虛謹慎，以一種學習的心態去跟人交流，這樣就會學到東西就會增長功力。

胡塗醫常常會巧遇各路高人，我總告誡自己要低位進入，不要因為自己從小練功就「欺負」他們，所以「高人」們也樂意跟我分享他們的心得體會。要想在功夫界裡學到東西，虛懷若谷，謙虛謹慎是充分必要條件。

其實不僅功夫界如此，各行各業均如此！要想成為行業的領導者，你必須謙虛謹慎，多多學習競爭對手的可取之處，對於其短處，要提醒自己盡量避免。這個道理就是「江海所以能為百谷王者，以其善下之，故能為百谷王」。

所以明道的人，懂得效法大江大海謙恭、處下的精神。哪怕你已經悟道，各種認識、見地均在普通民眾之上，你說話也要謙恭、處下。

同樣的道理，身居高位的時候，對下屬也要謙虛謹慎，多懷感恩，多說溫言暖語，「好話一句三冬暖」。這樣反而更能獲得屬下的尊重、敬重。

《周易・謙卦》說「謙尊而光」，越是謙虛、越是尊敬他人，越是光榮。同理，若要作為時代的先行者，必須要懂得處下、處後，「不敢為天下先」，把自己的個人利益、虛榮、妄念、功利等等全都放在身後。故曰：「是以欲上民，必以言下之；欲先民，必以身後之」。

「是以聖人處上而民不重，處前而民不害，是以天下樂推而不厭」。

所以明道之人，哪怕身居高位，民眾也不會覺得他們居高臨下氣勢壓人，不會覺得跟「領導」相處會有壓力。哪怕他們占了先機走在時代的前面，比如聖人們先升官先發財先悟道了，民眾也覺得理所當然，不會覺得他們會妨礙了自己進步。普通民眾尊重、敬重他們，甚至崇拜他們，他們對民眾也是有益無害。

也正因此，天下歸心，大家都樂意毫不厭倦地推崇、敬重他們。若是在民主制度下，人們自然而然會推舉他們當領導人。學道修道的人，也樂意推崇他們的教法，學習他們的教法，樂此不疲。

◆聖人之不爭，隨方就圓

為什麼能做到這樣呢？

因為他們「不爭」！「以其不爭，故天下莫能與之爭」，因為明道之人但聽自然，不造不作，敦厚淳樸，不必去爭去鬥，天下反而沒有能夠爭得過他們的。這句話與《道德經》前面所說的「夫唯不爭，故無尤」、「夫唯弗居，是以不去」一脈相承！

「不爭」，並不是不爭取、不做事、不努力，而是不去爭奪、不爭鬥、不爭是非曲直。而是隨方就圓，自然而然，該精進精進，該放下放下。

「不爭」就是柔軟，就是處下，就是與道合真。不爭是大道之「德」，不爭就是效法大道。

「不爭」，就是動靜一如。沒有「不爭」，永遠無法入道。「不爭」，就是「不動」，心不動念，善惡兩不思量。不爭，是大道的「身證」，是法的親證。老子所說的「不爭」，就是佛門所說的「禪」！

「不爭」，是平等心性的顯示。不爭，是絕對的平等。不爭處下，慈悲一切而又無所著。不爭，就是「不二」。不爭，就是你哪

怕罵我騙財騙色沒有修行，我也不恨你，也發心未來要渡你出苦
海。不爭，不是禪是啥呀！所以若能「不爭」，當然「天下莫能與
之爭」。不懂「不爭」之妙者，非明道之人，非老君知音焉！

慈儉無先

老君深明大道，深契大道「不爭」之妙。在《道德經》第六十七章裡，老子接著說：

「天下皆謂我道大，似不肖。夫唯大，故似不肖。若肖，久矣其細也夫。我有三寶，持而保之。一曰慈，二曰儉，三曰不敢為天下先。慈故能勇。儉故能廣。不敢為天下先，故能成器長。今捨慈且勇，捨儉且廣，捨後且先，死矣。夫慈，以戰則勝，以守則固。天將救之，以慈衛之。」

所謂道，天下人都知道叫做「大道」。天下人也都知道老君所說的道特別大，大到無所不包，宇宙虛空，都在大道之內。正因為

道如此之大，用啥比喻、譬喻都難以盡述它。若要說「大」，再怎麼描述都不像大道的那種「大」。故曰：「天下皆謂我道大，似不肖，夫唯大，故似不肖」。

大道無形無相，無色無臭，不能用名色形象譬喻來形容。若勉強要用某個形象來比喻，比如說「大道似水」、「上善若水」，這樣的比喻也只能描述大道的一部分特性、體性而已，難以盡述大道本身。

若大道可以輕易被描述成像啥，那老早就可以也被稱為小道了。故曰：「若肖，久矣其細也夫」。大道之大，也叫做「逝」、「遠」、「反」。

在前面《道德經》第二十五章裡，老君有提及「吾不知其名，字之曰道，強為之名曰大。大曰逝，逝曰遠，遠曰反」。

這個「反」字，是天道好還，是返觀內察，是深入萬事萬物而萬物並不知道其存在。所以老君所說「久矣其細也夫」之「細」，其實也可以形容大道，但也只是大道的一個特性而非全貌。❻

---

❻ 請參閱第三篇〈宇宙他媽〉，P.188。

◆明道之三寶

明道的人，可以窺見大道的全部特性。明心見性之後，本來面目清清楚楚。明道之人，會自覺合乎至道。表現在個人氣質方面，會效法大道，保持著慈、儉、不敢為天下先。故老子說：「我有三寶，持而保之。一曰慈，二曰儉，三曰不敢為天下先」。

慈是第一寶，當然就是慈悲心、菩薩心腸自然而然體現在方方面面，不管是對人還是對動植物乃至對沒有生命的東西都慈悲對待。慈，其實是「無為」、不假造作人為。大道無為，萬物在大道中自然成長，這正是大道的「慈」。

第二寶是儉，就是不揮霍、少消耗、省心省事。這還是「無為」！大道無為，至簡至易，人若效法於大道，當然該謹記降低能量消耗，素簡儉約。效法大道清靜、自然、無為，不造作，不故意，這都叫做「儉」！

第三寶，「不敢為天下先」，並不是教人做不敢衝鋒陷陣的懦夫，也不是教人要「敢為天下後」。而是要效法大道，處柔處下處後，不爭先恐後，不自見不自是，不先持有成見對待萬事萬物。但保持身心放空，契合至道，別無他求。

有了慈悲，就少了敵意，有了慈悲、無為，就有了捨我得道的勇氣，哪怕再苦再累，也有勇氣面對、承擔！故曰：「慈故能勇」。好比帶兵打仗，若懂得愛兵如子，士兵們歸服於你，才願意捨命為你打。這也是「慈故能勇」。

◆大道因儉而容易推廣

大道之大，無所不包，萬物莫不在大道之中。大道明明在我們之中，但我們卻不知道大道「身」在何處。這是大道在以身示教：不張揚而儉約，不揮霍而儉樸。

宇宙萬事萬物，莫不在大道靜悄悄無為儉約中生生滅滅。大道儉約而無所不化，大道無為而無所不為，大道無形而廣大悉備。這些都是「儉」的特性使然。故曰：「儉故能廣」。

這裡的「儉」也通「簡」。簡單的，才是最好的。好比今天的微信支付，遠比拿一堆現鈔支付簡單多了。越是簡單的、簡約的東西越容易推廣。現在連乞丐都用二維條碼討飯了，可見老君「儉故能廣」之言不虛。

效法大道，不去爭先，而是處下、處後，如大海一樣把自己的位置放到最低最後，反而能容納千川百流。「不敢為天下先，故能成器長」說的就是這個道理！

好比一個單位裡，懂得「不敢為天下先」的同事，在功名利祿面前往後退一步的人，往往更能獲得領導的器重、同事的尊敬。說話做事總愛爭先的，往往不能成大器，千古皆然。

◆心常懷慈悲，天救自助者

大道本來要人慈、儉、不敢為天下先，可是在老子生活的那個春秋戰國時代，人們卻「捨慈且勇，捨儉且廣，捨後且先」，各國諸侯帶領了失道、無道的社會風氣。

人們捨棄本該有之慈悲而好勇鬥狠，捨棄本該有之儉約而廣大其欲望，捨棄了本該處柔處後的性情而奮勇爭先攻城掠地。老子無不感嘆地說這個時代算是完蛋了。這就是「今捨慈且勇，捨儉且廣，捨後且先，死矣」。

慈悲，本來可以讓人沒有敵人，慈悲可以戰勝殺戮的欲望。故

曰：「夫慈，以戰則勝」。哪怕是帶兵打仗，懂得用慈悲心愛護自己的子弟兵，子弟兵才會同心同德跟你打勝仗。

一個將帥，若能把一個「慈」字一直放在心上，「持而保之」，哪怕是在和平年代，敵人知道你愛民如子，也不敢輕易來犯。故曰「以守則固」。

好比打仗時處於防禦階段，若能把第一寶「慈」放心上，大家就能萬眾一心、眾志成城守護好城池不被敵人攻陷。統帥若能懂得用慈悲心體恤百姓，慈愛子弟兵，當然可以戰則勝守則固。

「天將救之，以慈衛之」，天道運行，若人需要獲得天道的救助，必先用慈悲把自己的心地放空、照亮了，天才救得了你。

天助自助者，天道一直都在救度我們，護衛我們，可惜我們並沒察覺啊。

求道解惑 Q&A

樹葉沙沙響：

「有了慈悲，就少了敵意，有了慈悲、無為，就有了捨我得道的勇氣，哪怕再苦再累，也有勇氣面對、承擔！」，看了先生的這句話熱血沸騰，可是盤腿痛的時候，立刻就又認慫了。怎樣才能把這個身體捨掉呀？

胡塗醫：

總不能把腿砍了吧？慢慢熬時間吧！修行不是要把雙腿練成啥鋼筋鐵骨，這種有形有相的色身反正也帶不走，所以要麼別熬，要麼讓它們痛它們的，你坐你的。

不爭之德

　　不知不覺，胡塗醫已經用了 73 篇短文胡說了《老子》67 章了。按照現行的《老子》版本，共有 81 章，還有 14 章。

　　而事實上，現行版本的章節分法，基本是河上公的版本，嚴遵本的則是 72 章，吳澄本則是 68 章。馬王堆出土的西漢初年的《老子》版本與湖北荊門郭店出土的《老子》（比馬王堆版本早一百多年）也與現行的版本有差異。

　　歷史上唐玄宗李隆基、宋徽宗趙佶、明太祖朱元璋、清世祖順治皇帝 4 位著名帝王都對《老子》進行了注解。《老子》道經、德經之說，即是唐玄宗提出來的。帝王將相們對《老子》的注解，基本都是基於 81 章。

　　當然，他們的注解似乎都沒有超出王弼先生注解的水準。這些

就不管了，咱們接著胡說《老子》第六十八章：

「善為士者不武，善戰者不怒，善勝敵者不與，善用人者為之下。是謂不爭之德，是謂用人之力，是謂配天之極。」

◆善戰者的不爭之道

魯迅說，「真正的勇士敢於直面慘澹的人生，敢於正視淋漓的鮮血」。這句話可能受啟發於《老子》第六十八章的這句「善為士者不武」。真的勇士、俠士，並不輕易動武。老子那個年代的「士」都是文武全才的。士，也可以是官員。

善於為官者，並不輕啟戰端。好比厲害的武林高手，並不輕易跟人較量。我見過的內家高手，動手之前都是斯斯文文的，能避免就避免，實在避免不了，他們也就一兩下結束戰鬥，這才是真正的「會兩下子」。不會像電影上一樣打半天。

「善戰者不怒」，能征善戰的人，特別是軍隊的主帥，不會輕易動怒。他們懂得管理自己的情緒以服務於最高戰略布局。

「善勝敵者不與」，善於戰勝敵人的，不會給敵人進攻的機會。好比有些高明的官員，謹小慎微，不給政敵任何把柄。

以上說的，似乎是用兵之道。老子通過這些春秋戰國時期人們耳熟能詳的事物來說明天道不爭，而天下莫能與之爭的道理。將帥帶兵，貴在以德服眾，而避免武力壓迫別人，這樣將士們反而更加願意歸附、臣服於他。

◆不爭之德，用人之力

所以老子接著說：「善用人者為之下」！善於用人的人，懂得禮賢下士，尊重、恭敬別人。好比戰場上的將帥，衝鋒陷陣身先士卒，冒險拚命跑前面，下屬們豈有不跟著拚命之理。歷史上劉備三顧茅廬，才能請得諸葛孔明來鞠躬盡瘁。

星雲大師一輩子都有不少義工願意為他做事，大師說他的祕密就是「做義工的義工」。大師請義工幫忙照顧花草就早早先準備好水管、水桶；大師請義工做美工就早早備好彩筆、紙張，還不時沏茶煮麵給義工吃。大師這樣做，與老子所說的「善為士者」、「善

戰者」、「善勝敵者」一樣高明。

「是謂不爭之德，是謂用人之力」！待人處事，真誠、處下、不爭，萬物自化，萬民臣服受教化！賢能之才願意為其效力。這就是所謂不爭之德，用人之力。

宇宙大道，表現出來之大德必然是含蓄、含虛、自律、自斂，韜其光，養其晦的。體證大道無為無不為之妙用，才配得上天道的最上妙之德，這是上古得道高人們最極致的智慧。故曰：「是謂配天之極」。

主客之間

聽人辯論，時不時會聽到類似這一句：「我客觀地說一句」或者「我客觀地認為」。他的「客觀」，何嘗不是「主觀」呢！老子在《道德經》第六十九章裡說：

「用兵有言：『吾不敢為主而為客，不敢進寸而退尺。』是謂行無行，攘無臂，執無兵，扔無敵。禍莫大於輕敵，輕敵幾喪吾寶。故抗兵相加，哀者勝矣。」

《老子》被歷代兵家所重視，因為在《老子》五千言中，有不少兵法的文字。比如在前面的第三十一章 ❼，老君就說兵是「不祥

---

❼ 請參閱第三篇〈勝而不美〉，P.226。

之器，不得已而用之」。

◆敵先機，順勢而為

在這一章裡，老君更是引用懂得用兵者的話（「用兵有言」）闡明用兵與修道一樣，要「心中消塊壘，筆底走雲煙」。不可預設立場。

「吾不敢為主而為客」，這句話常被注解為：我不敢主動挑起戰端，寧願被動因應敵人的軍事行動。

若將帥真的如此指揮打仗，那不吃敗仗才怪呢！

「吾不敢為主而為客」，說的是將帥必須懂得「如臨深淵，如履薄冰」般守護自己的起心動念，跳出自己固定的主觀思維，沉著冷靜得像個旁觀者般，透過現象看本質，料敵機先，順勢而為。

「不敢進寸而退尺」，畢竟佳兵利器本來就該到了「不得已」的時候才「用之」，所以行軍打仗，不可因為自己手握重兵就貪功冒進。

有時候寧願往後退一尺給自己留下足夠的戰略餘地，以「培養」敵人的驕兵心理，其效果往往好過貿然進一寸而激起對方的鬥

志。如此「以退為進」，與老子所主張的「反者，道之動」一脈相承。

若能做到跳出主觀習氣，似旁觀者般洞悉先機，不冒進而進——以退為進，則是用兵之上乘法！

◆驕兵必敗，哀者勝矣

「是謂行無行，攘無臂，執無兵，扔無敵」。這就是「行無行」，行軍，卻似沒有在行軍，布陣，又似沒有布陣——這是老君推崇的有道之士的無為之教！不必興兵，但行大道，而四海賓服。這才是「行無行」！

「攘無臂」，不必拉拉扯扯揮舞手臂指揮，不必去拉去拽士兵們的手臂，更不必撸起袖子掄起手臂拳頭打人而敵人自然畏威。

「執無兵」，甚至可以做到兵不血刃，不戰而屈人之兵。有道之士，哪裡需要操起刀子砍人呢！這就是「執無兵」！

「扔無敵」，臨敵時看的不僅僅是眼前的敵人，而是著眼全域，彷彿臨敵就敵卻沒有敵人般大氣磅礴。但這絕不是「輕敵」！

「禍莫大於輕敵」，這句話不用解釋了。恃勇而輕敵者，往往好殺而無故用兵，這與老子所提倡的「慈、儉、不敢為天下先」完全違背，必定惹大禍──沒有比這更大的禍了！「輕敵幾喪吾寶」，輕敵者，幾乎沒有例外會散失寶貴的生命。

「故抗兵相加，哀者勝矣」，因此，臨陣對敵，就算雙方兵力相當，輕敵的驕兵必敗，哀民疼命體恤前線的軍隊必勝！

2018 年時川普大帝嚷嚷貿易戰很容易贏，非要挑起事端打貿易戰。根據老子的這一章來看，最後贏的肯定是中國。畢竟咱們的老祖宗在寫兵法的時候，美利堅大地上似乎還多的是在樹上爬的猴子嘛。

這一章，老子表面說的全是用兵之道，其實養生修道亦復如是！修道之「敵」，並非外來的敵人，而是自己的妄念！守護自己的初心，砥礪前行，無為不爭，慈心悲願，才可以克敵制勝安全達到成道的彼岸！

知易行難

　　老子通過兵家常事講大道，用兵之道，在春秋戰國時期多半就像今天的微信般「普及」。老子用人們所熟悉的話題講難懂的大道，他知道他就算講得再直白，人們還是很難做得到。所以在《道德經》第七十章裡，老子接著說：

　　「吾言甚易知，甚易行。天下莫能知，莫能行。言有宗，事有君。夫唯無知，是以不我知。知我者希，則我者貴。是以聖人披褐而懷玉。」

◆能知但難行

老子老人家似乎很無奈地說，「吾言甚易知，甚易行。天下莫能知，莫能行」！他說我老人家所說的東西很容易知也很容易行，偏偏天下人不能知不能行。哈哈，現在胡塗醫「胡說《老子》」，當然也是敬陪「莫能知」之座胡說一番而已。

但老子所說，卻無外「無為」、「自然」，至簡至易。因此老君說其「易知」、「易行」！人們不知如此易知之言教，因為人們太聰明。所謂「大道甚夷，而民好徑」，有幾個人能夠當下承擔走平夷之大道，而不走妄想分別的崎嶇彎路呢？

「言有宗，事有君」，老君所言，皆有所「宗」、有所本。體道之事，皆有所主、有所君。蓋因大道為天下之大宗師，為天下之君主。

「夫唯無知，是以不我知」。但是凡夫無法體解無為、無言、無教、無事、無欲之要妙，所以也就「莫能知」老子之言教。

當然，大道本來就無行跡可循，視之不見，聽之不聞，搏之不得，要知大道談何容易！所以老君說：「知我者希」。能做老君知音者，確實稀有啊！「則我者貴」，正因為知者不多，所以才顯得

大道至尊至貴。

愛馬仕的 Birkin 包包，你去店裡問永遠買不到，哪怕店裡有，他們也不賣，總會說被預定了，你得排隊等上幾年，所以才顯得這款包包有多尊貴。這個道理便是「知我者希，則我者貴」。

「是以聖人披褐而懷玉」，所以聖人不買愛馬仕名包，他們「處其厚不居其薄」，心中但有真常大道，哪怕拎個紅白藍塑膠袋也尊貴無比，哪裡需要啥名牌服飾呢！

聖人外表可以看上去很平庸很普通毫不起眼，但是內在彷彿懷著無價寶玉般功德巍巍！這就是「披褐而懷玉」的真義。

知之不知

前面說到聖人被褐懷玉，在《道德經》第七十一章裡，老子接著說：

「知不知，上！不知知，病！夫唯病病，是以不病。聖人不病，以其病病，是以不病。」

◆過於主觀臆測，易錯失良機

「知不知，上」，聖人智慧通達，寂照萬方，萬事萬物，了了分明，卻又如無知一樣，不露聰明機智，該學習還是去學習，該考

試還是考試，該幹啥還幹啥，糊里糊塗般，只守虛空，恬淡自然。

彷彿太陽懸空，普照萬方，有東西擋住了陽光，就讓其自留陰影，不假外力，一任自然。有道之士，會精進不懈，不懂的新事物，他們會持開放、吸收的態度，瞭解未知的世界，以期啟發後學、後知。

凡夫則不同，對萬事萬物常常缺乏真知，卻愛強不知以為知，這是常人的毛病。以一己之無知或小知小識，自見自是，彷彿無邊黑夜裡的蠟燭，最多只能照到一個小角落，卻以為光明無限。老君認為這是病，得治。故曰：「不知知，病」。

常人容易自以為是，沒有經過實修實證，沒有經過深入地探索研究，就憑主觀臆斷以為事物就是這樣那樣，這是許多人錯失良機乃至無法成功的一大缺點。

好比幾年前區塊鏈（Blockchain）技術剛發展出來的時候，比特幣（Bitcoin）價格還很低，傳統的瑞士銀行家都嗤之以鼻，胡塗醫常忽悠周圍的同事朋友趕緊買進一些比特幣，就算不買，也勸他們好好研究一下。

然而許多人其實並沒有深入瞭解虛擬貨幣及其背後的區塊鏈技術，就人云亦云說那是龐氏騙局。面對不瞭解的新事物卻自以為是

妄下結論，這就是「不知知，病」。

◆勿以小知為大知

只有認識到「強不知以為知」或者「以小知為大知」是一種病，並且討厭這種病態，以其為病，對治它，那才可以不犯這種毛病。故曰：「夫唯病病，是以不病」。

聖人因為明道了，所以不會犯這種強不知以為知，以小知為大知的毛病。故曰：「聖人不病」。

這句話並不是說聖人的身體就不會生病，聖人的身體同樣會生病的。只是他們已經能夠在二六時中自然產生智慧覺照，有啥毛病也能對治。好比聖人哪怕發現了自己有啥缺點有啥不懂的，他們能夠及時改正與時俱進而已。

「以其病病，是以不病」。因為聖人懂得把強不知為知，以小知為大知當作毛病，所以他們才不會犯這種毛病。

去彼取此

前面說到聖人不會犯強不知以為知的毛病，說到底，聖人由於已經悟道了，宇宙就在一掌間，他們懂得順勢而為，貼近時代脈搏，隨順因緣度化有緣。

接著，在《道德經》的第七十二章裡，老子說：

「民不畏威，則大威至。無狎其所居，無厭其所生。夫唯無厭，是以不厭。是以聖人自知不自見，自愛不自貴，故去彼取此。」

◆菩薩畏因，眾生畏果

這句「民不畏威，則大威至」，千百年來常被注家從安邦治國的角度注解為當人民群眾不畏懼統治階級的壓迫時，則統治階級的大威迫就要來了。

這當然也有「道」理，畢竟老子五千言講的都是大道，而大道攬括宇宙萬事萬物，當然也包括政治軍事等等。所以怎麼注解怎麼有「道」理。

「民不畏威」所講的「威」，在老子那個時代，「威」字是「姑」的意思，引申為「有威可畏」❽。所以這裡的「民不畏威」，就是「民不畏畏」。「畏」啥「畏」呢？老君此處說的恐怕是「因果」。佛門也講「菩薩畏因，眾生畏果」。

凡夫容易犯強不知以為知的毛病，或因善小而不為，或因惡小而為之，這些都是「病」，都得治，若不治，都是可畏可懼，都有不好的果報。

所謂「禍福無門，惟人自招」。民眾若對天地萬物沒有敬畏之心，則不懂得惜福結緣，更可能犯各種毛病，諸如恣情縱欲，種下

---

❽ 見段玉裁《說文解字注》。

不好的「因」，終究會「大威至」——收穫不好的果。這就是「民不畏威，則大威至」。

所以修道之人，最應該時時提醒自己，別太自以為是，在知見上若有錯誤，強不知以為知，這是病！若以此病去教化別人，那就簡直是「傳染病」了。一個有道之士，一定是對天地萬物充滿敬畏、敬天愛人的。

◆守住正確知見，不自以為是

悟道之人，因為對天地萬物充滿敬畏之心，哪怕在自己私人的居所，也會「慎獨」、暗室不欺。在在處處，總是心地柔軟，處下、居下，不爭無為，不胡來不狎整。這就是「無狎其所居」。

老子在《道德經》的第八章就教人要「居善地」。❾為什麼悟道之人能做到這樣呢？因為「菩薩畏因」，悟道者深知因果昭彰，只有合道而行，順應天理，才是「表法」、表道的榜樣。

所以他們哪怕在自己的居所、暗室，也不偷雞摸狗。修道學道

---

❾ 請參閱第二篇〈上善穩賺〉，P.81。

者，當學習這種處下、敬畏的品格，一切以大道為指歸。

不論從事的是哪個行業以何職業謀生，都應該光明磊落，坦蕩不欺，愛惜生命，護生惜生，多給眾生好因好緣，多成就別人，而不去殘害眾生，不去欺壓別人。這就是「無厭其所生」的真義！

因為修道的人能做到「無厭其所生」，所以自然會結下好因好緣，其果報就是不會有被別人或事物所壓榨、障礙。這就是「夫唯無厭，是以不厭」。

有些人的人生道路彷彿總是在施工般諸多不順，最簡單的「改運」、提升運氣的方法恐怕就是「居善地」——改變一下自己高傲的心理和行為習氣，多學大海的品行把自己處下處低，多用讚美代替辱罵，用鼓勵代替批評，慢慢人緣、氣場就會好起來。

明道的聖人洞悉了宇宙真正的祕密，所以懂得時時生起本來的、內在的智慧覺照，涵養其所「知」之大道，守住正確的知見，而不自以為是。故曰：「是以聖人自知不自見」。

「自愛不自貴」，這句不用解釋了。自愛並不是自戀，而是愛惜自己累世積累來的因緣福報，不浪費不揮霍。若是因緣福報讓你這輩子當上土豪，常常出入高級奢華場所，那也安住在大道裡，以道為尊為貴，而不以自己的身外物為尊為貴。

「故去彼取此」，因此修道就是這樣，「去彼取此」，去人欲，取道心。

去偏見，取正見。去惡因，取善因。去邪思狎行，取善念正行。除此，還有什麼是修道呢？

願一切眾生都「去彼取此」，離苦得樂！阿彌陀佛。

敢與不敢

2018 年的世界盃那時正如火如荼地進行著，中國除了國家足球隊沒去，其他各方基本都參與了，特別是賭球的，一個個都表現得勇敢得很。

甚至有段子說一位漁民老伯拿全副身家去賭球，「贏了會所嫩模，輸了下海捕魚」──如此「勇敢」，肯定還得捕一輩子魚的。

老子在《道德經》第七十三章裡說：

「勇於敢則殺，勇於不敢則活，此兩者或利或害。天之所惡，孰知其故，是以聖人猶難之。天之道，不爭而善勝，不言而善應，不召而自來，繟然而善謀。天網恢恢，疏而不失。」

◆逞強鬥勇易，節制難

勇，是一股氣，即「勇氣」。敢，是藉著一股勇氣往前衝，有進取之意。所謂「氣之所至，力亦至焉」，有了一股子勇氣，奮力向前的人往往會引來殺身之禍。

逞強鬥勇容易，有理有利而能節制卻不容易，但是卻可以長久。故曰：「勇於敢則殺，勇於不敢則活」。

老子這句話，與《陰符經》所說「小人得之輕命」一脈相承。小人行事，往往逆道而行，剛強狠毒，簡單粗暴。所以他們最終會因為不好的緣起而殞命。而君子、有道之士則不然，他們哪怕真理在手，也給人活路。

「勇於敢」不難，在功名利祿面前奮勇向前，這幾乎是人們的共性。而當功名利祿顯前，「勇於不敢」往後退一步，這才是難能可貴的長久之道。

當然，「此兩者或利或害」，各有利弊，看你從哪個角度看了。中國過去恪守韜光養晦的外交策略，這就是「勇於不敢」，因此有了過去這麼多年的高速發展。現在川普大帝貿然發動貿易戰，若中國被迫應戰，雙方都是「勇於敢」，那就「或利或害」了。

老子真是千古明師，敢與不敢，「或利或害」，老子只是簡單一句「天之所惡，孰知其故」就交代過去了。或利或害，是好是壞，端看一個人的發心。

◆天網恢恢，疏而不失

老天爺喜好什麼討厭什麼，其背後是啥？老子老人家不說，「孰知其故」，就是天知道啥原因、誰主宰著呢！老子當然是知道的，可他老人家偏偏愛「行不言之教」，說不知道是啥原因，「是以聖人猶難之」，因此哪怕是有道的聖人也難以講明白。

《陰符經》說：「天生天殺，道之理也。」宇宙萬物，有生必有死。生、住、異、滅，成、住、壞、空，這是自然不過的。宇宙大道，不需要跟誰比勇敢不需要跟誰爭啥，卻能讓萬事萬物最後都滅與空。

好比一個人可以贏得了一時一地的虛名，但是最終勝利的，必定是歷史！歷史上大搞個人崇拜的，有誰贏得過「歷史」呢？不搞個人崇拜全心全意為人民服務的，不用去歌功頌德也能名流千古。

　　這就是「天之道，不爭而善勝」的道理。老子一直強調要效法大道「不爭、無為」的品格，反覆叮囑著「夫唯弗居，是以不去」的道理，不明真道者，豈能有如此見地呢！

　　天之道，除了不爭而善勝，還「不言而善應」。所謂「大音希聲」，天之道，當然是「不言」之教。大道不言，只要我們去修就能得到妙善之感應，「她」不言，而你全然明白。不用你召請，大道與你同在。

　　「人能常清靜，天地悉皆歸」。這就是「不召而自來」。好比四時運行，寒來暑往，不用誰去「召請」，一切自然而然。天道運行就是這樣自然而然。

　　「繟然而善謀」，天道彷彿一張巨大無比的無形之網，你怎麼去謀劃都謀劃不過老天爺，天道啥也不謀劃，卻無死角全覆蓋。彷彿 Wi-Fi 一樣，你開不開機，「她」都在那裡，張開巨網等著你呢！你以為你設個登錄密碼就沒人知道，IT 人員清清楚楚呢——這就是「天網恢恢，疏而不失」。別以為你那點兒小心思沒人知道，人在做，天在看。因果昭彰，一個也跑不掉。

　　拜讀完《老子》這一章，不知讀者諸君還敢不敢賭球呢！哈哈，我還是下海捕魚吧。

殺與不殺

前面說到的這句「天網恢恢，疏而不失」，千百年來都被理解為因果昭昭，報應不爽——因果當然昭昭，報應當然不爽。但是老子這裡的意思，其實與《陰符經》所說的「天生天殺，道之理也」是一個意思。

天地生萬物，萬物又死於天地間。生與殺，利與害，背後都有規律——包括但不局限於因果律。大自然四時交替，「不召而自來」。春夏草木茂盛，是為生。秋冬草木凋零，是為殺。秋冬的凋零秋冬的殺，來年的春夏草木反而更有生機更加茂盛。

生與殺，利與害。的確是「聖人猶難之」。因此《陰符經》說：「恩生於害，害生於恩」。這個道理，老子在《道德經》第七十四章裡進一步闡述：

「民不畏死，奈何以死懼之。若使民常畏死，而為奇者，吾得執而殺之，孰敢？常有司殺者殺，夫代司殺者殺，是謂代大匠斲。夫代大匠斲者，希有不傷其手矣。」

◆不過於強為，任其天生天殺

第一句很好理解，「民不畏死，奈何以死懼之」，人若不怕死，你怎麼嚇也嚇不死他。當一個人連死都不怕的時候，再多的法律禁令也嚇唬不了他，可見死刑對這類人不起作用，死刑只對怕死的人有威懾力。

「若使民常畏死」，如果能讓人們普遍怕死，「而為奇者」，其中若有不怕死的持不同政見者，「吾得執而殺之」，就把他抓來判死刑，「孰敢？」──看誰還敢起異心？這幾句話看起來似乎是在教育統治者該如何執政安民。其實老子的意思是不要硬來，不要強為，不要太有為。

統治者若太有為地治理國家，欺壓管制民眾太厲害太嚴苛了，民眾被逼得喘不過氣來，就會連死也不怕起來反抗了。那時「民不

畏死，奈何以死懼之」，再多的禁令威嚇也嚇唬不了他們。

與其用嚴苛法令等有為法去嚇阻民眾，不如放手給他們自由，讓他們遵循自然大道，平平淡淡過日子，讓他們在天地間任由「天生天殺」，自然生滅。除了老天爺，誰有權力生殺予奪呢！

與其制定法令對付民眾，不如示之以大道，兼之以德化，教之以道義，使他們明白「天網恢恢，疏而不失」——因果昭彰的道理。這樣才能不治而治無為而無不為！

看當今世上，瑞士與朝鮮同為小國，一個天一個地，可知老君之言不虛。當然，治國如此，治心亦復如是。伎倆再多，也不如契合大道。方法再多，不如守一個靜字。

「常有司殺者殺」，「常」，就是大道，只有大道才掌著生殺大權。所謂「天生天殺」，只有大道最有能力有德行有智慧誰啥時候該生該殺。故曰：「常有司殺者殺」——殺不一定是殺死，而是制約、削弱。

「夫代司殺者殺，是謂代大匠斲」，任何人——特別是統治者，總愛標榜自己是「替天行道」，替老天爺殺人，就像不懂木工的人偏要去替資深木匠斲木。這樣不守本分、外行代替內行，很少不會割傷自己手腳。這就是「夫代大匠斲者，希有不傷其手矣」。

求道解惑 Q&A

恬淡虛無：

感恩先生！請教先生，「不治而治無為而無不為」，是否需要先有為的情況下，到了一定程度才能無為？

如「廬山煙雨浙江潮，未至千般恨不消。到得還來別無事，廬山煙雨浙江潮。」是不是都有一個次第問題，比如您舉的例子，瑞士和朝鮮，即使朝鮮現在即換成無為而治，也成不了另一個瑞士。謝謝先生！

胡塗醫：

這個得看各人自己的「根器」。有些人根器好，天生下來就很契合大道、很「無為」，這類人當然不多，歷史上的確也有不少，比如著名的六祖大師。

儘管根器好的人能比較容易契入大道，但是修行還是要扎扎實實奮發「有為」的。六祖大師當年悟道之後幹了多年苦活，又在獵人堆裡混了那麼多年，可見無為之益，也需有為奮發。

貪生怕死

老子總用「身國同治」的道理來論道。在上一章裡提到統治者該如何執政安民的時候強調不能硬來、不能太有為、不能打著替天行道的旗號生殺予奪，而應順應天道自然無為，給予民眾安居樂業的機會。接著在《道德經》第七十五章裡，老子說：

「民之飢，以其上食稅之多，是以飢。民之難治，以其上之有為，是以難治。民之輕死，以其上求生之厚，是以輕死。夫唯無以生為者，是賢於貴生。」

老子所在的農耕時代，人們常因貧窮吃不飽飯。為何會這樣呢？還是因為上層社會的統治者不懂體恤民眾飢寒之苦，盤剝下層

人民，苛捐雜稅過多導致的。故曰：「民之飢，以其上食稅之多，是以飢。」

◆其上有為，是以難治

上面的統治者若不懂得順應天道規律治理社會，只管貪婪盤剝百姓，導致百姓吃不飽穿不暖，就會「民不畏死」，就會起來反抗。那樣就難以治理了。人民之所以難治，就是因為上面的統治階層太有為了！

所謂「有為」，不外就是管得過多，統得過死，政令繁苛，奢靡浪費。上層社會若這麼瞎折騰，下面的民眾哪能乖乖地任其宰割呢！故曰：「民之難治，以其上之有為，是以難治」。

民眾難治，並不是民眾頑劣，而是上面的統治者太過有為、太過狡猾。統治者若「求生之厚」，要求太多，自己的生活過得太好而人民的生活沒著落，底層民眾就更加敢起來跟他們玩命死磕。

所以「民之輕死，以其上求生之厚，是以輕死」的道理便順理成章。問題是，老子真的是在教導民眾起來「反革命」嗎？

　　當然不是！老子苦口婆心，只是想通過陳述人民與上層統治者之間的饑饉、稅賦等國家、社會治理問題來說明「有為」之有害。反之，「無為」才是有益的，因為無為才是大道的品性。

　　這一句「民之輕死，以其上求生之厚，是以輕死」，當年胡塗醫的師父在講解《道德經》的時候特別提到這是老子在講養生。哈哈，我傻乎乎地全相信了。「民之輕死」，人民為什麼很容易就死掉而無法活到天年呢？

◆求生而不得生

　　「以其上求生之厚」，就是因為他們為了求得豐厚的物質生活而操勞過度浪費了太多精氣神。過度向外貪求、厚求，求得越厚越熱切，就越容易氣血枯竭死得越快——「是以輕死」。老子五千言在在處處講的無非大道，當然怎麼理解怎麼有「道理」。

　　貪生怕死，表面看是求生心切，往往求之越厚死得越快。很多癌症患者一旦確診，求生心切，到處找名醫，特別是越有錢的患者，越花得起錢住最高檔的醫院、吃最貴的藥、用最先進的醫療設

備（很多甚至還處於臨床測試階段）。

這類患者不幸成為各種化學藥品或電子科技的試驗品，求生越厚，越輕易被「治」死。這不是胡塗醫對西醫的偏見，而是大家有目共睹的。

求生，反而不得生。厚生、重生，反而導致「輕生」、輕死。那難道得了絕症就不求醫了嗎？當然不是，老子主張「外其身而身存」，要將生死置之度外，「管他媽的」，別被絕症嚇壞，看破放下，這才是最積極的態度！不怕死，才有生路。

「夫唯無以生為者」，只有那些不貪生、不以求生作為主要目標者，才「是賢於貴生」，才是聖賢之道，才是真正珍惜生命，以生命為尊為貴。這才合乎大道！

柔弱堅強

老子一直強調「有為」之有害與「無為」之有益，前一章所說的「厚生」反而導致「輕死」就是這個道理。老子接著在《道德經》第七十六章裡說：

「人之生也柔弱，其死也堅強。萬物草木之生也柔脆，其死也枯槁。故堅強者死之徒，柔弱者生之徒。是以兵強則不勝，木強則兵。強大處下，柔弱處上。」

剛剛出生的嬰兒柔弱無比，卻充滿生機。人越老骨頭越硬，直到人死了，四肢變得特別堅硬，連壽衣都難以穿上。故曰：「人之生也柔弱，其死也堅強」。

◆處柔處弱，方為生機

越是趨向於成長的越是柔軟，越是趨向破敗、死亡的越是堅硬。好比嬰兒時期，身體柔弱，心地淳樸，等到年齡漸大，身子骨越來越硬，特別是人到青壯年時情欲、思慮越多，思想似乎越來越「堅強」，身體也越來越僵硬，逐步走向衰老、老化。

萬物草木亦復如是。「萬物草木之生也柔脆，其死也枯槁」，處於生長期的幼苗總是柔脆纖細，在將近死亡時才變得枝葉枯槁。「故堅強者死之徒，柔弱者生之徒」，因此堅強、僵硬不一定是啥好事，往往是走向於敗亡之路的開始。

而處柔處弱者，韜光養晦者才是走上生路的正途。試看今日中美時局，若某一方能及早出來處柔處下，「示弱養能」，方是雙方國民、世界人民之幸事。修道養生也如此，練功練得一身肌肉，嚇唬外行可以，真遇到內行就不行！「柔弱勝剛強」嘛。

「是以兵強則不勝，木強則兵」。因此，用兵若持暴橫行、貪殺逞強，則一定不如順天應人不濫殺更得人心。

這個道理就好比樹木長得堅硬強壯容易被用來當兵器用，強硬的木棍用來作兵器，好像是用得其所，實際上對於樹木本身來說，

早就已經是「殺身之禍」被砍伐掉了，好啥好處呢？

因此，老子提倡「強大處下」，越是強大了，越得謙恭處下，不可鋒芒畢露。因為「柔弱處上」，越是柔弱，越是能以退為進，示弱養能，從而贏得上長的空間。這個道理就像炒股票，在股指「柔弱」的底部，狠狠建倉，哪有不賺錢的道理呢？

胡塗醫很高興地看到這幾天《人民日報》❿等開始推出一系列文章狠批「嚇尿體」、「哭暈體」⓫等宣傳「厲害了我的國」之類的文章，這是重新意識到再逞強只會被圍堵得更厲害，得趕緊煞住這股浮誇自大的「堅強」之風，才能慢慢扭轉部分戰局。好事啊！

---

❿ 中國大陸官方傳媒單位。
⓫ 指中國大陸網路社交平臺上浮誇的行文風格。

天之道哉

《道德經》五千言，在在處處無非都是在論述天道。天之道究竟是啥樣的呢？老子在《道德經》第七十七章裡這麼說：

「天之道，其猶張弓與？高者抑之，下者舉之；有餘者損之，不足者補之。天之道，損有餘而補不足。人之道則不然，損不足以奉有餘。孰能有餘以奉天下？唯有道者。是以聖人為而不恃，功成而不處，其不欲見賢。」

老子沒有具體說天之道是啥樣。「天之道，其猶張弓與？」意思就是，天之道，是否就像挽弓射箭那樣呢？「高者抑之，下者舉之」，弓挽高了就往下壓低一點，過低了則往上舉點兒，這樣才能

不偏不倚讓箭射中目標。

◆天道平衡，損有餘而補不足

換句話說，天之道，是否就是要不高不低、公平公正呢？天道若如挽弓，則該「有餘者損之，不足者補之」，用力過猛時就把餘力減少，力道不足時則補加點兒力道，這樣才公平合理吧！

「天之道，損有餘而補不足」，天之道就是這樣吧，有餘的會自動減損，不足的會自動補足，讓總體上處於一種平衡狀態。人之道卻不是這樣。在人類社會中，往往是你越不足、越差勁就越會被比你先進比你厲害的人損害和剝削。

「劫貧濟富」，而窮的越窮富的越富。落井下石的人總多過雪中送炭的人。最近學誠大和尚因為被兩位徒弟「檢舉」而辭去中國佛協會長之職，網路上各路人馬彷彿「親歷」似的「認定」他辭職是坐實了相關傳聞。

但似乎很少人獨立思考，為何會發生這樣的事情。10年前我為了讓父母能正式皈依佛門，專門回老家帶父母到北京。學誠大和

尚在百忙之中，特意趕回龍泉寺設晚宴款待我們一家，並於第二天清晨安排了一場皈依法會，法會一結束他就匆匆趕去佛協開會。

當時和學誠大和尚的電話及資訊聯絡都是通過他的侍者，那時整個龍泉寺的僧眾都知道，學誠大和尚是不碰手機的，電話一直是侍者在保存，包括我們用餐時電話響了，也是侍者從自己的包包中取出來接聽。過年過節我電話或資訊問候也都是侍者接聽或回覆。

那份檢舉信中諸多出自和尚的手機、微信的資訊雖然是他的號碼和微信，但人家從不碰電話，這難道不值得思考？當然，我並不是說他 10 年前不碰電話，10 年後也不碰電話。我也不是說有關的傳聞就一定是人家在構陷大和尚。我不是知情者，我只是知道大和尚過去從不碰手機。而且按常理，大和尚俗務、法務纏身，也沒有那麼多時間像世俗的吃瓜群眾一樣整天在玩手機刷微信。記得當年學誠大和尚去拜訪南老時，南老就跟他說最好 50 歲前回福建去，別待在北京。

南老頗有期許地要他「做祖師」，當時會談的內容剛好我手上還有錄音。提起這事兒，不是在為學誠大和尚喊冤，我畢竟遠在萬里之外，平時也沒福報多親近他，對他的瞭解不多。我只是從其文字般若及對佛教事業發展的作為上，看到了一位大乘菩薩道行者的

精進與行願！

◆有道之人，順應自然因果

當然，世上的「陰謀」，說白了都是「因果」！連佛陀本人都曾被一位叫做戰遮的婆羅門女人構陷呢，這是佛陀的因果，何況後代的佛弟子呢！如是因如是果。每個人都該多學點兒「天之道」，少一點兒「人之道」，多一點兒雪中送炭，少一點兒落井下石。

「孰能有餘以奉天下？」——人道中，誰能把自己有餘的、多出普通人所擁有的那部分拿出來奉獻給天下人呢？「唯有道者」——恐怕只有那些真正有道的人才能做到了。

「是以聖人為而不恃，功成而不處，其不欲見賢。」因此有道之人，懂得順應自然因果法則，不人為干預事物。

哪怕已躋聖位為眾人之尊長亦不會恃才傲物，不自以為主宰。哪怕大功告成，做出再大的豐功偉績，也功成不居。不會到處招搖顯擺，不願意讓別人輕易看見自己的功德或才幹。「人之道」，只有這樣才與「天之道」相應！這一章，老君以挽弓射箭來譬喻宇宙大道之公平、公正、無私、無畏，並闡述人道之不公不端。提醒人們要「觀天之道，執天之行」，才能盡人道！

$$\langle 求道解惑 \textbf{Q}_\&\textbf{A} \rangle$$

雁渡靜潭：

隨波逐流者居多，能獨立思考的人比較少。告誡自己少落井下石，多雪中送炭……

胡塗醫：

為啥不是「不」落井下石？

金銀薄荷：

這篇文章太及時了。我多次去過龍泉寺，對龍泉寺的感覺就像太上所言「被褐而懷玉」，外觀樸素無華，內涵高貴豐富。

我參觀了龍泉寺圖書館，聽過佛經校勘的培訓課，與一位北大研究生畢業的法師有過交流，瞭解一些他們為佛教事業正在進行著大量艱苦細緻的工作。看了看這幾天發生的「檢舉」事件始末，第一感覺這就是個陰謀，所謂「證據」根本就不是完整的證據鏈，如此低水準漏洞百出的所謂「論文」級別的「檢舉信」竟然能讓這麼多人信以為真。沒想到清華工程學博士「論文」是這個水準，真是欺負我等沒上過清華。

胡塗醫：

中國社會裡總是這樣的，牆倒眾人推，獨立思考的人太少，「貴耳而賤目」，明眼人不多的。

知卻不行

前面老子以挽弓射箭的道理，來說明天道具備無比精密的自控調控功能，人類的行為只有效法這樣一種平衡狀態才是合乎大道的。老子接著在《道德經》第七十八章說：

「天下莫柔弱於水，而攻堅強者莫之能勝，以其無以易之。弱之勝強，柔之勝剛，天下莫不知，莫能行。是以聖人云：受國之垢，是謂社稷主；受國不祥，是為天下王。正言若反。」

老君特別愛用「水」來描述大道，他老人家那句「上善若水」被現在的二流書法家們玩兒壞了。我老家很多土豪沒讀多少書，很多人是小學還沒讀完就出去做生意了，發財了之後，一個個喜歡弄

個很有書香味兒的辦公室。牆上不是掛「厚德載物」就是掛「上善若水」，我每次到這樣的辦公室，還得恭恭敬敬頂禮一下這些「墨寶」的內容，有時還得客客氣氣誇土豪們「有文化」。

也對，天下萬物莫不尊道而貴德，土豪們只是沒因緣往求學路上走罷了，他們能成為土豪，都是「有文化」有過人之處的，若他們也能順順當當走上求學的路，以他們的慧根和那股精靈勁兒，說不定也能成為飽學之士。當然，飽學之士又如何呢！老君不照樣提倡「學不學」嘛！

◆柔弱勝剛強

天下沒有一件東西比水更像大道了。柔弱、處下、處眾人之所惡。「天下莫柔弱於水」，天下沒有比水更柔弱的東西了，這似乎是大白話，但卻含至理！水加糖則甜，加鹽則鹹，隨便加減，任人調味。

水煮啥是啥，煮咖啡是咖啡，煮茶是茶，煎藥是藥，無爭無我，一任自然──這正是老子所說的「柔弱」！這樣的「柔弱」卻

能無堅不摧，亦無堅可摧！

　　水總是去高就低，前面有擋路的，它能過就過，不能過就繞個彎繼續過。繞不過彎了就永不停息地向前奔湧，直至把擋路的岩石沖小、沖圓、沖化乃至於吞沒，其勢不可當！而再鋒利再剛硬的刀刃也是「抽刀斷水水更流」，一點兒也拿它沒辦法。

　　水柔弱、處下、不爭。「不爭而天下莫能與之爭」，所以說「而攻堅強者莫之能勝」。水永不停息，精進不懈，面面俱到，無處不在，處下不爭而天下莫能與之爭的「精神」永不改變，故曰：「以其無以易之」。

　　「弱之勝強，柔之勝剛」，弱能勝強，柔能克剛，這個道理「天下莫不知」，天下人人皆知，可是卻「莫能行」──沒人做得到。

　　80年代末90年代初，面對國際上的複雜情況，鄧小平及時提出了韜光養晦、善於守拙、絕不當頭等對外關係指導方針，這正是「柔弱」的妙用，被鄧小平拿來治國安邦，才有了中國近30年的經濟繁榮……

　　「是以聖人云」，所以明道的聖人才說，「受國之垢，是謂社稷主；受國不祥，是為天下王」，能夠示弱養能，承受整個民族和

國家的汙垢、忍辱，才配做國家社稷之主。能夠身先士卒去替國家和民族承受災難，才配做天下的君王。

如果吃喝全是特供，到處強出頭，到處大撒幣，這樣的人終必眾叛親離，天下不服！

柔能克剛，弱能勝強，受辱受難，反而配做國王。這些話乍一聽似乎整反了，好像是正話反說了，其實這才是真正的至理名言啊。故曰：「正言若反」。

常做善人

前面說到能替天下受屈辱，能承擔天下苦難的才配做天下王，老子接著在《道德經》第七十九章中說：

「和大怨，必有餘怨，安可以為善。是以聖人執左契，而不責於人。有德司契，無德司徹。天道無親，常與善人。」

承受了再大的天下屈辱和災難，也照樣會有人指指點點甚至罵罵咧咧的。這道理就像一個人想做到面面俱到不得罪任何人，再怎麼去「和大怨」，也「必有餘怨」。

人最不能安住在當下，不同年齡階層，有不同的糾結和怨恨，哪怕沒啥可怨，也會「無語怨東風」。人生總是苦比樂多。好好地

觀照當下便可解脫，我們偏偏心猿意馬煩惱不斷！

◆世間萬象依因緣而生滅

為什麼會這樣呢？天下之人，痛苦的根源是對自我的執著，不瞭解這個「自我」其實是「假」的。世間萬象無不依因緣而生滅──包括我們這個「自我」，其實也是眾緣成就。

不真正明白緣起法，就認識不到自性本空、自我本無，就不可能真正懂得感恩眾緣成就，也就難以真正從心態上做到謙虛謹慎，積極踐行大道。

有位網友多次要求胡塗醫收其為徒，甚至要求我下次見面時揍他一頓。我當然沒有資格做任何人的師父，在文明社會裡更不可能動手打人。

後來他問我太多囉哩叭嗦的問題，我就把他微信刪了。他還來質問我為何刪他微信還封鎖他。哈哈，你連被我刪個微信都不樂意，我若傻乎乎真的打你一頓，豈不被你告上法庭了！

因為本來「無我」，才要懂得感恩眾緣造就了這個「我」。因

為世間一切都是緣起，才知道世事無常。因為世間無常，才時時都在變化之中。

在每個變化的當下，若能觀照「緣起」生滅，就能「照見五蘊皆空」，才能轉迷成悟轉凡成聖。否則「一念瞋心起，百萬障門開」。雜念紛飛，煩惱無邊，難免豬油蒙心，即使設法和解了大仇大怨，心中也難免餘恨綿綿。故曰：「和大怨，必有餘怨」。

心中有了無明煩惱，就會付諸行動，最後就難免因為行動而結下怨恨，結了怨恨再去和解，和解了再結怨，我們凡夫就是這樣不斷輪迴著。

人生啊，若不自覺覺他，還真是乏善可陳！「安可以為善」，怎麼做才是最妥善最好的呢？

◆天道常與善人

聖人懂得用緣起觀看待世間，用一顆感恩的心看待世間因緣，不求善而善自生，不用和怨而怨自和。

在老子生活的時代，人們借用財物時立的契約一般用竹子

或木頭做成，會一分兩半，出借人（Creditor）持左契，債務人（Debtor）持右契。憑著左半張契約就可以向求借人追債。

本來「有借有還」，也很應該。但是人們往往「借時歡喜討時煩」，向人追債往往比問人借債還艱難。

生活中本來關係好好的兩個人，往往因為借錢而結怨的例子俯拾皆是。「是以聖人執左契，而不責於人」，所以聖人若是也理財，也是無為而治。

他們手中的財物被別人借了就借了，不會持著追債的左契去追責債務人。啥時候該還了，讓借債人自動自覺，愛還不還，這樣也就少些怨恨了，這種做法才是最妥善最好的。哈哈，若在今天這個時代，聖人非破產不可！

「有德司契，無德司徹」，有德之士，懂得合於大道的方法是手中持有契約，心中沒有契約，不追不討。強討強要，甚至找黑社會追債，這是無德之士才會幹的事兒。其實悠悠大道，會有自動平衡的功用。

作為瑞士銀行家，胡塗醫是不稱職的。我借出去的錢也是這樣效法聖人們，收得回來就收，收不回來拉倒。捨和得自有平衡嘛！天道「不可得而親，不可得而疏」，天道對任何人一視同仁，無所

偏愛。故曰：「天道無親」。

　　雖然天道無親，但是只要你心存善念，還是可以合於至道的。就像你哪怕不去「討好」老天爺，只要你是心存善念口說好話手做好事的好人，天道總站在你這樣的善人一邊。故曰：「常與善人」。

　　祈願大家時時觀照當下，常做善人！

求道解惑 Q&A

Sophie：

證得空性就解脫了。天道無親，常與善人。找先生借錢去！

胡塗醫：

很多當今的修行名人都在談論空性，其實極少人真正證到。不是空性難證，而是沒真的用功進去。像古傳中醫群裡黃大夫那樣，中脈明亮通達，心不動念，這就離得不遠了。

雁渡靜潭：

請教先生，「空性」是不是就是「道」？這個「空性」是「證」得的，不是「悟」到的？就是必須身體達到某種狀態，他的智慧才會開啟？謝謝先生。

胡塗醫：

道什麼都是又什麼都不是。證得就是悟到，悟到了就是證得了。

少就是多

前面說到，若有結下冤仇的不好的因，即便日後能很好地解決了由此導致的冤仇，也遠遠不如不結下怨仇。世間萬事，無非因果，種下善因才有望結善果。

哪怕白花花的銀子被人借走了，人家不還，你不去追討也沒有關係。天道沒有親疏遠近，也沒有左契右契，但是天道對善人還是不會虧待的。

別人借錢不還，這不符合天道的規律，他們不會有啥好結果。而你借錢解人困苦，這是天道所樂見的。老子這句「天道無親，常與善人」，鼓勵著千百年來的人樂善好施，積德行善。接著在《道德經》第八十章中，老子說：

「小國寡民，使有什伯之器而不用。使民重死而不遠徙，雖有舟輿，無所乘之；雖有甲兵，無所陳之。使人復結繩而用之。甘其食，美其服，安其居，樂其俗。鄰國相望，雞犬之聲相聞，民至老死，不相往來。」

◆安住當下，有益於安養身心

每次讀到這句「小國寡民」，總讓人想起瑞士，地方小，人口少，人們倒也樸素可愛。老子時代的「國」與今天我們所說的「國家」的概念不完全一樣。那時的國家叫做「邦」。「全國」的概念一般用「天下」來表達。

當時的「國」是「地區」、「地方」的意思。「小國寡民」，就是小地方、人口少。這樣的地方，縱使物質文明再發達，有十種百種乃至許許多多的器具也用不上。好比在一個小縣城的鄉道上，就算有法拉利、藍寶堅尼也開不起來。

當然，地方小，人口少，相對來說就更容易管理。若要圖擴張、創霸業，當然就得發動戰爭殘害生命。

　　有道之國，應該安住當下，國小就小，人少就少，沒什麼了不起。舉國有道，各安本分最好。

　　這一點瑞士人的確做得很好，國小民少，物質文明高度發達，光蘇黎世聯邦理工學院一家大學就出過 32 個諾貝爾獎獲獎者，傲視全球！而大多數瑞士人卻還是很簡樸。儘管家家戶戶幾乎都有1、2 輛車，但是民眾出行更多的是乘坐大眾交通工具。越來越多的瑞士人喜歡騎單車上班，哪怕是在金融中心上班的高管，也很少見開車上班的。

　　這一點還真是「使有什伯之器而不用」。修道之人，若能有點兒「小國寡民」的心態就更容易安住當下，即使有各種各樣的智能手機微信群，每天盡量不去碰它們，也有益於安養身心。

　　我們生活在一個資訊傳播極快的時代，大家的福報都很不錯，物質文明非常發達。但很多人內心缺少一份寧靜，特別是生活在城市裡的忙忙碌碌的人，很多人都覺得活著太累。其實若能有一點兒「小國寡民，使有什伯之器而不用」的心態，比如每天關幾個小時手機，少刷幾回朋友圈，少叫幾回外賣，少製造一點塑膠垃圾，對於身心的安養和整個生活環境其實都是有益的。

◆回歸淳樸，各得其所

像瑞士這樣地方小，人口少，「小國寡民」，當然比較好辦。像咱們中國這樣一個人口眾多的真正的大國可怎麼辦呢？

「使民重死而不遠徙」，使民眾看重生死，珍愛生命，而不輕易被統治者忽悠勞師遠襲，四處征戰。這樣一來，「雖有舟輿，無所乘之；雖有甲兵，無所陳之」。雖然有舟有車有刀有槍也派不上用場，哪怕有航母有核彈也用不上。人民各安本分，不貪外物，不求擴張，不遠跑千里萬里到世界各地大撒幣。

「使人復結繩而用之」，使人民享受上古時候那種結繩記事般簡單生活的淳樸之風。各地民眾，不再吃基因改造食品和進口食品，而是像農業部的大爺們那樣吃本地種植、養殖的特供般享用本地的物產 ❷，乃至衣食住行，也完全按照「一方水土養一方人」的原則來。

人人安安穩穩生活，簡簡單單過日子，安居樂業，抱樸守拙。哪怕吃的是房前屋後自產的糧食，也覺得香甜可口，穿的是本地民眾縫製的布衣也覺得舒適美好，住的是自己的農民房也安心舒適，

---

❷ 可參閱曾任中國大陸央視主持人崔永元撰寫的相關文章，他十分反對基因改造食品，網上可以查到很多訪談內容。

各人按各地的風俗，怎麼開心怎麼過日子。

　　總之，安住當下，不假外求，各盡所能，各得其所。這是老子所教！故曰：「甘其食，美其服，安其居，樂其俗」。

　　這樣人與人之間各盡其能、各食其力、各得其所，人人安守自己的本分，那麼國與國、地方與地方之間，自然就能相安無事。「鄰國相望，雞犬之聲相聞」，鄰國、鄰居們和睦相處，只聽得見雞鳴犬吠而無戰馬嘶鳴。只有電話響聲，而無「三俗」傳播，這樣簡簡單單過日子，哪怕「民至老死」，發個微信就夠了，也可以「不相往來」，哈哈！

⟨ 求道解惑 Q&A ⟩

道其常：

現代人能用老子的思想來管理國家，該有多好。感恩先生！

胡塗醫：

其實治國者很多謀略不輸老子啊。

怡兒 1993：

「甘其食」，想到現在北方的冬天，我家基本天天吃白菜，而且都是周圍方圓幾里內種的大白菜，天天吃也吃不厭，生活簡簡單單，也沒感到單調無趣，向老子學習。

胡塗醫：

好好珍惜現在的白菜吧！

四季森林：

快寫到尾聲了。互相之間的攀比自然會打破本篇描述的平衡。例如有時候我們作為遊客，到「落後」地區觀光，我們要求人家按照原生態生活，給我們觀賞。

但這種高高在上的觀賞維持不了多久，平衡就打破了，原生態生活的人們就迅速轉化成進取的商人。人人都有追求物質生活的欲望，這是進步嗎？

胡塗醫：

2 年前我應邀參加〈穿越大板營村原始森林〉，我知道他們邀請我是假的，要我兼職江湖郎中和保鏢才是真的。在山裡搭帳篷過夜，與山民們一起吃喝玩樂。覺得森林裡的山民過的就是老子在這一章裡描述的生活，雞犬之聲相聞，民至老死不相往來——其實也無法往來，山頭與山頭之間都望得到，但是從此山頭到彼山頭，得走幾天幾夜。

同行的幾位「戶外愛好者」王石、任志強、馮侖等大哥們都說那裡的山民是世界上最會生活的人。我說你們大夥兒都留下來和山民們好好生活，我回花花世界去。

等你們把這裡的山羊吃光了、自己也快被蚊子吃光了，我想辦法來救你們，結果沒有一個人願意留下來——就算他們真的留下來，估計不用 1、2 年，這 3 位地產界大佬也多半會在山裡建起無數天然氧吧 ❸ 度假別墅來了吧。

智慧如老子，當然不可能不知道社會一定會往高度發達的物質文明世界走的。老子所教，無外安住當下，過簡單生活而已。

---

❸ 一種森林浴，指人們到森林或綠地等地區吸收芬多精，沐浴陽光的活動。

不捨不得

在《道德經》最後一章中，老子說：

「信言不美，美言不信。善者不辯，辯者不善。知者不博，博
者不知。聖人不積，既以為人己愈有，既以與人己愈多。天之道，
利而不害；聖人之道，為而不爭。」

大道無形，大音希聲，這是老子在《道德經》對大道的描述。
因此凡是有形的、有為的、強行的表現都不是大道。道的體性清淨
無染、不爭不執，沒有「二元」對立。

比如言語，質樸的、不假修飾的言語，也許聽起來並不悅耳動
人，但是卻是真話。有道之士，內心真誠，其言必定簡單不需要過

多修飾，質樸不需要華麗詞藻。

　　如無道之人，由於內心欠「真」，未免表現得狡詐，言語可能悅耳動聽，但是未必可信。故曰：「信言不美，美言不信」。

　　大道處柔不爭，因此有道之士不願意口若懸河，爭辯不休，譁眾取寵。哪怕有時含冤受屈，也不做爭辯，一切「隨他去」！在人世間，誠如毛主席所說的，「凡是有人群的地方都有左、中、右」。只要有人的地方，就難免有各種是是非非好好壞壞。

　　心中有道之士，就好比世界有了淨土，生活有了禪味，一切是是非非都不必參與、不必爭辯，哪怕是含冤受屈也隨他去。當然，前提是你所受的冤屈沒有輻射到別人——沒有別人因為你的不辯解而受傷害！否則還是該講清楚說明白的。

◆避繁就簡，契合於大道

　　不過歷史上不少有道的高僧大德被栽贓陷害的時候都不做爭辯。日本江戶時代中期的著名禪僧白隱禪師，在他的寺廟不遠處有戶開布店的人家，特別尊崇白隱禪師。這家人的女兒未婚先孕，父

母逼問女兒是怎麼回事。女兒怕父母找其男朋友算帳，就誣稱是白隱禪師幹的——估計是因為父母尊崇禪師，知道他們不會找禪師算帳吧。

這下子布店人家如五雷轟頂，自己一家這麼尊崇的有道高僧居然幹出了這種事！等孩子生下來了，他們便氣呼呼抱著孩子扔給了白隱禪師。白隱禪師於是就每天抱著娃兒到處化緣乞奶。

白隱禪師所到之處總被指指點點罵罵咧咧，什麼假和尚、淫僧的罵名當然是少不了的。但白隱禪師無論受到多大的屈辱和責罵，他都不爭辯，只是默默撫養孩子。

一段時間以後（一說 1 年後，一說 3 年後），那位女孩子受不了良心的譴責，終於向父母坦白交代了真相。她的父母一下子又嚇懵了，急忙帶著全家老小趕到寺廟向白隱禪師求懺悔。白隱禪師就把孩子還給他們，彷彿啥也沒有發生。

白隱禪師心中只有大道，對著悠悠世間，虛妄萬象，他在每一個當下只有「承擔」二字而已！「善者不辯」，該是對塵世多少的否定對當下多少的肯定啊。

而無道之士則不然，他們愛逞口舌之能，巧舌如簧，所說的卻未必是善妙之語。故曰：「善者不辯，辯者不善」。

　　大道至簡至易，悟道者明白萬物本性，因此懂得駕本馭末，避繁就簡，契合於大道。哪怕他們學識淵博，也不會認為自己博學，更不會被自己的博學障礙著自己，這才是「真知」。

　　有了真知，也用不著啥都去「博」記廣聞，「不出戶，知天下」都可以做到，何必去求「博」呢！此之謂「知者不博」。有真知者，必定知其徼，而且知其妙。

　　而那些認為自己博學的人，往往欠缺真知。有不少人越是博聞強記越是以為自己「有文化」，恰恰是這類人往往連和人相處都學不會，能有何真知呢！此之謂「博者不知」。

◆聖人心中自有三千世界

　　所以「聖人不積」，不積累多餘的、不需要的東西。用現在的話來說，聖人都在做「減法」，畢竟「少就是多」嘛！儘管如此，「法門無量誓願學」，他們若積累各種知識學問，也是為了更好的度眾為了分享給大眾，而不是為了顯擺自己博學。

　　「既以為人己愈有，既以與人己愈多」。聖人心中自有三千大

千世界，每一個當下都是「富有三千界，貴為人天師」。他們盡己所能分享經驗與智慧，越分享越覺得自己富有。

他們無所保留，心甘情願奉獻，越付出越覺得自己擁有的太多！這也是「知足之足，常足矣」。在聖人的世界裡，知足常樂，清淨圓滿。

天道本來就如此，圓滿清淨，不假外物，不染一塵，不落空有，沒有二元對立。天道悠悠，生養萬物，「生而不有」，只是付出，只做有利的事，不做有害的事。故曰：「天之道，利而不害」。

至於死於天地間的萬物，則是其自身的規律使然。雖然說「天生天殺，道之理也」，但是天並沒有真正地動手「殺」萬物。萬物是 no zuo no die ⓮，都是沒有遵循大道的規律，自找的啊。

◆捨有形外物，捨內心妄念

「聖人之道，為而不爭」，聖人體道，為天下造福而不爭功，

⓮ 網路流行語，為不作死就不會死的中式英文直譯。

他們所做的，不外就是順應大道而已，別無他求。契合大道做事，不會考慮好處不好處，自然會有好處。聖人順乎大道，就算看上去似乎「有為」地做事，也是只做事，不貪求。淡泊利益與榮辱，不為這紅塵萬象所迷惑，這才是聖人之道！

這《老子》的最後一章，說到底，就是一個「捨」字！不捨不得，小捨小得，大捨大得，捨博就簡，捨我得道。「既以為人己愈有，既以與人己愈多」，學問如此，智慧如此，財富其實亦如此——所以釋尊說布施能致富是對的！

捨，說到底，就是放下！「捨不得孩子套不住狼」，捨不得「自我」求不得大道，捨不得「我」得不了「道」。

當然，「捨」也得走中道，不能走極端。捨迷入悟，捨小得大，捨妄歸真，此方為中道！捨之妙，非明道者焉能察其妙哉！

捨，除了要捨有形有象的「外物」，更要捨看不見摸不著的「內在」，比如情緒。捨迷入悟、捨小得大、捨妄歸真。這才是老子所教之道！

國家圖書館出版品預行編目資料

問道老子：古傳中醫傳人胡塗醫，從養生修道到投資，
解釋老子給當代人的生存指南 / 胡塗醫作. -- 臺北市：
三采文化股份有限公司, 2023.07
　　面；　公分. -- (iThink 12)
ISBN 978-626-358-102-9（軟精裝）

1.CST: 道德經 2.CST: 中醫
413　　　　　　　　　　　　112007142

個人健康情形因年齡、性別、病史和特殊情況
而異，本書提供科學、保健或健康資訊與新
知，而非治療方法，建議您若有任何不適，仍
應諮詢專業醫師之診斷與治療。

◎封面圖片提供：
昊周 - stock.adobe.com
◎內頁 P170：
Paul Fleet - stock.adobe.com

suncolor 三采文化

iThink 12

問道老子

古傳中醫傳人胡塗醫，從養生修道到投資，解譯老子給當代人的生存指南

作者｜胡塗醫（Dr. Kevin Hu）
編輯二部 總編輯｜鄭微宣　責任編輯｜藍勻廷　校對｜黃薇霓、Sophie Tian
美術主編｜藍秀婷　封面設計｜李蕙雲　內頁排版｜魏子琪

發行人｜張輝明　總編輯長｜曾雅青　發行所｜三采文化股份有限公司
地址｜台北市內湖區瑞光路 513 巷 33 號 8 樓
傳訊｜ TEL:8797-1234　FAX:8797-1688　網址｜ www.suncolor.com.tw
郵政劃撥｜帳號：14319060　戶名：三采文化股份有限公司
本版發行｜ 2023 年 7 月 28 日　定價｜ NT$880